DIE ANABOLE DIÄT

Ketogene Ernährung für Bodybuilder

Der neue Weg zu rasantem Muskelaufbau und beschleunigter Fettverbrennung

NOVAGENICS

Klaus Arndt & Stephan Korte

Alle in diesem Buch veröffentlichten Ratschläge wurden von Verfasser(n) und Verlag sorgfältig geprüft. Eine Garantie kann dennoch nicht übernommen werden. Ebenso ist eine Haftung des/der Verfasser(s) bzw. des Verlages und seiner Beauftragten für Personen-, Sach- und Vermögensschäden ausgeschlossen.

Die Erkenntnisse der Sportwissenschaft und Medizin unterliegen einem laufenden Wandel durch Forschung und Erfahrung. Alle in diesem Buch getroffenen trainingsmethodischen Empfehlungen wurden vom Autor, bzw. den Autoren mit großer Sorgfalt erarbeitet und geprüft. Das entbindet den Leser dieses Werkes jedoch nicht von der Verpflichtung, präventive und therapeutische Entscheidungen in eigener Verantwortung zu treffen.

ISBN 10: 3-929002-19-1
ISBN 13: 978-3-929002-19-5

Klaus Arndt & Stephan Korte
Die Anabole Diät – Ketogene Ernährung für Bodybuilder
7. Auflage Novagenics-Verlag 2018
(www.novagenics.com)

Ein wichtiger Hinweis zu diesem Buch

Tausende Menschen haben bislang die Anabole Diät oder eine andere Form ketogener Ernährung mit Erfolg ausprobiert. Führende Fachautoren haben wiederholt darauf hingewiesen, daß eine streng kohlenhydratarme Ernährung keine Gesundheitsschäden verursacht. Im Gegenteil, sie wird allgemein gut vertragen und zieht deutliche Vorteile für Wohlbefinden und Gesundheit nach sich. Trotzdem weisen wir mit Nachdruck darauf hin, daß vor Aufnahme einer ketogenen Diät der Rat eines erfahrenen Arztes eingeholt werden sollte. Lassen Sie in den ersten Wochen nach Beginn der Diät unbedingt Ihre Blutwerte ermitteln, wie in Kapitel 6 erklärt. Falls Sie zu den Menschen gehören, deren Blutlipidwerte sich laut Atkins nach Aufnahme einer ketogenen Diät nicht verbessern, ist Vorsicht geboten. Konsultieren Sie dann erst einen erfahrenen Arzt, bevor Sie mit der ketogenen Diät fortfahren. Autoren und Verlag weisen ausdrücklich darauf hin, daß sie für etwaige Gesundheitsschäden keine Haftung übernehmen. Die Anwendung des im Buch geschilderten Ernährungsprogramms erfolgt auf eigene Gefahr.

»Fett essen macht nicht fett.«

Dr. Barry Sears

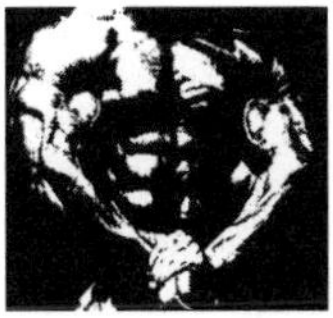

Einleitung

Zu schön, um wahr zu sein?

Als ich zum ersten Mal von dieser Diät hörte, war ich äußerst skeptisch. Das konnte einfach nicht wahr sein! Mein Freund und Geschäftspartner Stephan Korte kam von einem mehrwöchigen Trip aus den USA zurück. Am ersten Tag im Büro setzen wir uns, wie üblich, erst einmal zusammen, um die Ergebnisse zu besprechen. Doch diesmal lief es anders als sonst. Statt zunächst Geschäftliches zu diskutieren, kamen wir gleich auf seine neue Diät. Freunde aus Florida hatten ihn überzeugt: Der neue Weg, Körperfett dauerhaft zu verlieren und gleichzeitig schnell Muskeln aufzubauen, sei der, auf Kohlenhydrate zu verzichten. Er würde jetzt endlich das essen, was ihm schmecke: Eier mit Speck zum Frühstück, mittags ein großes Steak und abends einige Hamburger. Zwischendurch könne er sich Nüsse, Käse und andere Snacks erlauben.

Ich zweifelte wirklich an seinem Verstand. Wenn man Kohlenhydrate wegläßt, wie sollen die fehlenden Kalorien ersetzt werden? Da bleibt ja nur noch Protein und Fett! Woher kommt die Energie für das Training? Wir wissen doch alle nur zu gut, daß ohne Kohlenhydrate »nichts läuft« im Sport, oder? Aber weder meine Einwände noch der mitleidige Blick, mit dem ich ihn bedachte, konnten ihn aufhalten. Er würde es jetzt mit dieser »high fat diet« versuchen.

Die Wochen vergingen und ich registrierte kopfschüttelnd, was Stephan alles verzehrte: Hackfleischbällchen, Brie-Käse, Makrelen, Sardinen, Hering oder Thunfisch (in Öl!), oder eine große Fleischwurst vom Metzger um die Ecke. Am Wochenende schnappte er völlig über: Cornflakes, Eis, literweise Cola, Pizza, Nudeln mit Sahnesoße, Pommes Frites und anderes Junk Food.

Ich blieb bei meiner bewährten Diät. Möglichst fettfrei, viel Reis und Nudeln – im Schnitt 2300 Kalorien pro Tag. Am Wochenende erlaubte ich mir an zwei Abenden ein Essen im Restaurant, wo ich die Kalorienzufuhr etwas großzügiger bemaß. Ich hielt mein Gewicht von 92 Kilo und ärgerte mich (wie gewöhnlich) über die hartnäckige »Rolle« am Bauch. Aber mit einer Trainingseinheit pro Woche konnte ich wohl nicht mehr erwarten. Das wußte ich aus jahrelanger Erfahrung. Ohne reichlich aerobes Training war dem Fettansatz in der Taillenregion nicht endgültig beizukommen.

Stephan nahm in dieser Zeit von 102 auf 105 Kilo zu. Er hatte sein Training auf zweimal pro Woche reduziert; reines Krafttraining mit schwerem Gewicht, aerobes Training vernachlässigte er ganz. Jeden Morgen präsentierte er mir grinsend seinen Oberarm (47 cm). Die Konturen von Bizeps und Trizeps traten zunehmend deutlicher hervor. Was mich aber wirklich verblüffte: Auch am Bauch verlor er von Woche zu Woche mehr Fett. Dabei war er immer gut aufgelegt, während ich am späten Nachmittag (wie gewöhnlich) fast nur noch an das Abendessen denken konnte.

Nach sechs Wochen war Stephans Erfolg nicht mehr zu leugnen: Bei mittlerweile 107 Kilo Körpergewicht und neuen persönlichen Bestleistungen im Bankdrücken und Kniebeugen konnte er gut sichtbare Bauchmuskeln vorzeigen. Sein Körperfettanteil war merklich zurückgegangen. Bei mir hatte sich nichts verändert: Gewicht gehalten, Fettansatz am Bauch unverändert.

Ich mußte schließlich zugeben, daß ich mich geirrt hatte: Er war nicht »fetter« geworden und sein Training lief ebenfalls sehr gut. Aber das konnte doch nicht gesund sein? Wenn jemand 50–60% Fett mit der Nahrung zuführt, dann muß sein Cholesterinspiegel himmelhoch steigen! Also beste Aussichten für Herzprobleme in naher Zukunft, da war ich sicher.

Ich sollte mich erneut irren. Stephan ließ in den folgenden Monaten im Abstand von einigen Wochen sein Blut auf Gesamtcholesterin, HDL-/LDL-Cholesterin und Triglyzeride untersuchen. Das Gesamtcholesterin war OK, das Verhältnis von (gutem) HDL-Cholesterin zu (schlechtem) LDL-Cholesterin hatte sich nachhaltig verbessert, die Triglyzerid-Werte lagen ebenfalls so niedrig wie bei einer streng kalorienreduzierten, herkömmlichen Diät. Vier Bluttests hintereinander ergaben stets das gleiche, positive Resultat: Keine Gefahr für Herz und Blutgefäße.

Da war ich endlich auch soweit: Ich verabschiedete mich von meiner gewohnten, wissenschaftlich abgesicherten, fettarmen Diät und wandte mich der »Anabolen Diät« zu. Auf Eier, Butter, Olivenöl, fetten Fisch und reichlich Fleisch hatte ich so lange bewußt verzichtet, daß die Ernährungsumstellung einem Trip ins Schlaraffenland gleichkam. Ich langte richtig zu. Bei knapp viertausend Kalorien pro Tag und regelrechten »Freßorgien« am Wochenende (5 Brötchen mit Butter, Sahnekäse oder Nutella zum Frühstück, mittags Burger und Pommes Frites von McDonalds, abends ein fürstliches Mahl mit Vorspeise, Hauptgericht und Dessert) wurde meine »Falte« am Bauch zusehends kleiner, während mein Körpergewicht sich in vier Wochen auf 97 Kilo erhöhte.

Dabei fühlte ich mich so gut wie nie zuvor: Ich war energiegeladen, brauchte weniger Schlaf und fühlte mich den ganzen Tag über

»topfit«. Das Beste aber war: Zwischen den Mahlzeiten hatte ich niemals Hunger! Es kam oft vor, daß mir um 14 Uhr plötzlich auffiel, daß ich noch nicht zu Mittag gegessen hatte! Und der schon als »normal« empfundene Leistungsabfall am Nachmittag gehörte ebenfalls der Vergangenheit an. Wenn ich mein neues Lebensgefühl beschreiben sollte, so würde ich es am ehesten mit dem »feeling« bei Einnahme geringer Dosen anaboler Steroide vergleichen: Niemals müde, immer gut gelaunt und eine fühlbare Anspannung in der gesamten Muskulatur.

Die Auswirkungen der »Anabolen Diät« waren in der Tat so dramatisch, daß wir beide beschlossen, uns dem Thema verstärkt zu widmen und ein Buch darüber zu schreiben. Was wir taten, war offensichtlich gegen jede wissenschaftliche Vernunft, aber wir fühlten uns stärker und gesünder als je zuvor. Wie war das zu erklären? Hatten wir bislang noch nicht festgestellte Nebenwirkungen zu erwarten? Gab es bereits wissenschaftliche Untersuchungen zu diesem Thema? Lesen Sie weiter, und Sie werden es erfahren.

Im ersten Teil dieses Buches widmen wir uns zunächst den Auswirkungen der »Anabolen Diät«; wir gehen zurück in die Geschichte der kohlenhydratarmen Diät und beschäftigen uns mit den modernen Befürwortern dieser Ernährungsform. Im zweiten Teil werden Auswirkungen und Anwendung der »Anabolen Diät« für den Bodybuilder eingehend untersucht. Viel Spaß beim Lesen.

Klaus Arndt & Stephan Korte

P.S.: Nach drei Monaten war Stephans Gewicht auf 109 Kilogramm gestiegen; sein Körperfettanteil gleichzeitig von 16% auf 11% gefallen. Das entspricht einem realen Zuwachs an fettfreier Körpermasse (genauer: Muskeln, da bei einem 26-jährigen das Knochenwachstum abgeschlossen ist) von mehr als elf Kilo!

»Diäten mit eingeschränkter Auswahl und begrenzter Kalorienzahl schlagen meistens fehl.«

Dr. Barry Sears

»Vieh wird gemästet, indem man fettarmes Getreide füttert. Wie mästet man Menschen? Genauso: Mit fettarmen Getreideprodukten. «

Dr. Barry Sears

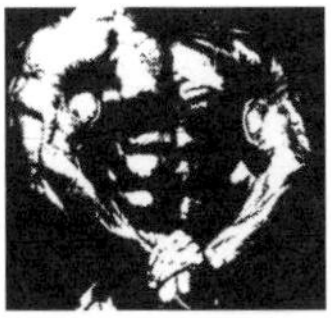

Das Versagen der fettreduzierten Diät

von Klaus Arndt

Die moderne Ernährungswissenschaft setzt auf eine fettarme Ernährung. Als gesund und lebensverlängernd gilt eine Kost, die auf viel Kohlenhydraten und moderaten Proteinanteilen basiert. Fett gilt als Hauptfeind, verantwortlich für Übergewicht, Herzkrankheiten und Diabetes (Zuckerkrankheit). Im Einklang mit den wissenschaftlichen Autoritäten leben seit Jahren unzählige Menschen nach diesem Dogma. Fett gilt als ungesund, je weniger davon verzehrt wird, desto besser.

Daraus entwickelte sich eine Kultur des Verzichts: Verzicht auf Butter, Verzicht auf rotes Fleisch, auf Eigelb, auf alles, was einen »zu hohen« Fettanteil aufweist. Statt dessen wurden Lebensmittel wie Reis und Nudeln, magerer Fisch, sowie Puten- und Geflügelfleisch populär. Wer etwas auf sich hält und schlank sein will, der ernährt sich weitgehend damit. Wer eine Diät durchführt, weil er mit seinem Körperfettanteil unzufrieden ist, der wählt bevorzugt diese Lebensmittel. Sogar Bodybuilder, die Muskeln aufbauen wollen, ernähren sich streng fettarm, um möglichst wenig Körperfett anzusetzen.

Zugegeben, eine fettarme Ernährung bringt schnelle Resultate in Form von Gewichtsverlust und einem Abbau von Körperfett.

Aber sie kann in einer strikten Form nicht lange durchgehalten werden. Antriebsschwäche, Mattigkeit und Kraftverlust sind bekannte und (widerwillig) akzeptierte Folgen einer Ernährung mit wenig Fett. Ein nagendes Hungergefühl gehört auch dazu. Ein Ende des Fettverlusts ist darüber hinaus schnell erreicht. Weitergehender Fettabbau ist dann nur mit einer erneuten Kalorienreduzierung zu erreichen, was die unangenehmen Nebenwirkungen nur verschärft.

Das Hauptproblem einer fettreduzierten Diät zur Gewichtsabnahme liegt darin, daß sie oft vorzeitig abgebrochen wird. Wenn der Punkt erreicht ist, an dem man entweder mit seinem Körperfettanteil halbwegs zufrieden ist, oder wenn man einfach nicht länger Diät halten kann, wird wieder mehr gegessen. Viele beenden Ihre Diätphase, indem sie sich gehäuft jene umfangreichen Mahlzeiten gönnen, auf die sie so lange verzichtet haben. Doch selbst wenn nach der Diät immer noch auf einen niedrigen Fettanteil in der Nahrung geachtet wird, haben sie das Körperfett in der Regel schneller wiedergewonnen, als es verloren wurde. Da hilft nur eine erneute Diät. Mit diesem »Jo-Jo-Effekt« plagen sich Übergewichtige und Bodybuilder schon lange herum.

Wer als Bodybuilder für Muskelzuwachs auf eine fettreduzierte Ernährung mit zusätzlichen Kalorien in Form von Protein und Kohlenhydraten setzt, sieht sich bald mit einer unangenehmen Tatsache konfrontiert: Neben Muskeln wird unweigerlich auch Fett aufgebaut. Um nach einer Aufbauphase wieder »in Form zu kommen«, folgt zwangsläufig eine kalorienreduzierte, wiederum fettarme Diät.

Dabei liegen alle, die sich mit einer fettarmen Ernährung um einen akzeptablen Körperfettanteil bemühen, voll im Trend. Die Wissenschaft propagiert den Verzicht auf Fett, da mit der Nahrung aufgenommenes Fett sich angeblich in den Arterien ablagert und

Herzkrankheiten aller Art auslöst, weil ein zu hoher Fettverzehr die Fettzellen im Körper vergrößert, zunächst zur bekannten »Rolle« am Bauch und später zu ernsthaftem Übergewicht führt. Ein zu hoher Fettverzehr soll auch das Risiko erhöhen, an Diabetes zu erkranken. Ein eingeschränkter Fettverzehr empfiehlt sich demnach als einzig richtige Lösung. Doch wie steht es um die Erfolgsbilanz der fettreduzierten Diät? Sehr mager, wenn man genau hinschaut.

In den USA wurde der Kampf gegen Fett am entschlossensten geführt. Rapide wachsende Behandlungskosten für die Folgen von Übergewicht vor Augen, empfahlen die Gesundheitsbehörden von 1988 an, den Verzehr von Fetten, besonders den von gesättigten Fettsäuren (die gehäuft in Fleisch, Butter und Eiern vorkommen) zu reduzieren. »Je weniger, desto besser« lautete die Devise der Ernährungsexperten. Doch heute, ein Jahrzehnt nach dem hoffnungsvollen Aufbruch in eine »schlankere« Zukunft, ist das Versagen der fettarmen Ernährung nicht mehr zu leugnen.

Statt schlanker und gesünder wurde die Bevölkerung in den USA immer fetter. Zwischen 1960 und 1980 machten die Übergewichtigen rund ein Viertel der Bevölkerung aus. Im Zeitraum zwischen 1980 und 1991 hatte sich der Anteil der Übergewichtigen bereits auf ein Drittel erhöht. Eine Zunahme von 32%! Während immer weniger gesättigte Fette und Cholesterin verzehrt wurden, erhöhte sich allein das Gewicht der Jugendlichen in den letzten sieben Jahren um durchschnittlich 5 Kilo. Bei den Erwachsenen sieht es noch schlimmer aus: Wenn wir den idealen Körperfettanteil bei 15% für Männer und 22% für Frauen annehmen, dann liegen sowohl der amerikanische Mann heute mit 23%, als auch die Frau mit 32% Körperfettanteil gute 50% darüber.

Kein Grund zur Schadenfreude: Die Deutschen machen den Amerikanern den traurigen Spitzenplatz als »dickstes Volk der Erde« streitig. Letzten Untersuchungen zufolge liegen wir sogar noch knapp vor den Amerikanern, auch wenn oft gesendete Fernsehbilder den Eindruck erwecken, die dicksten Menschen lebten in den USA. Da in Amerika der Kampf gegen Fett aber weitaus kompromißloser geführt wird als bei uns, tritt das Scheitern der fettreduzierten Ernährung dort noch deutlicher zutage.

Trotz reduzierten Fettkonsums werden die Amerikaner zunehmend fetter. Das Hauptziel einer Senkung der durch Übergewicht bedingten Krankheitskosten wurde ebenfalls nicht erreicht. Trotz verbesserter Behandlungsmethoden ist die Zahl der Herzkrankheiten nicht nennenswert gesunken, ebensowenig wie die Kosten für andere Folgen von Übergewicht: Diabetes, Bluthochdruck, Atherosklerose und Schäden am Bewegungsapparat.

Was ist also falsch gelaufen? Die Antwort ist simpel, aber zunächst schwer vorstellbar: Die fettreduzierte Ernährung läßt Biochemie und Hormonstoffwechsel des Körpers weitgehend außer acht. Nicht Fett ist der Feind, sondern Kohlenhydrate. Die Befürworter einer streng kohlenhydratreduzierten Ernährung haben schon länger erkannt:

- Der Verzehr von Fett macht nicht »fett«. Vielmehr sorgt die Reaktion des Körpers auf Kohlenhydrate für eine vermehrte Fettspeicherung.
- Es ist sehr schwer, allein durch eine Einschränkung der Kalorienzufuhr die hartnäckigen Fettpolster an Bauch und Po zu verlieren. Wer weniger ißt, verliert nicht automatisch Körperfett. Außerdem können kalorienreduzierte Diäten nicht lange durchgehalten werden.
- Dauerhafter Fettverlust hängt nur bedingt von einem »starken Willen« ab, der hilft, eine Reduktionsdiät durchzustehen. Wer das Richtige ißt, braucht sich um die Menge wenig Gedanken zu machen.
- Die biochemischen Reaktionen, die durch Ernährung ausgelöst

werden, haben sich in den letzten 40 Millionen Jahren nicht verändert. Alle Säugetiere zeigen sehr ähnliche Reaktionen auf Nahrung. Diese Reaktion des Säugetierkörpers ist in den Genen festgeschrieben.

Unsere Nahrung besteht aus den Makronährstoffen Protein, Fett und Kohlenhydraten. Nur diese Komponenten können die für die Existenz notwendige Energie liefern. Von Vitaminen, Mineralstoffen und Wasser einmal abgesehen, liegt in der Verteilung der Makronährstoffe der Schlüssel zu anhaltender Gesundheit und dauerhaftem Fettverlust. Wenn Sie z.B. eine Kalorienobergrenze von 2500kcal festlegen und den Fettanteil reduzieren, müssen Sie zwangsläufig den Anteil an Protein und Kohlenhydraten erhöhen. Sie verzichten also weitgehend auf die bekannten Hauptfettlieferanten wie Fleisch, Eier, Öle, Sahne und Käse. Statt dessen wählen Sie Nudeln, Reis, Früchte und Kartoffeln als Kohlenhydratspender und Geflügelfleisch, mageres rotes Fleisch und mageren Fisch als Proteinspender. Da Fett aber gut die doppelte Kaloriendichte aufweist, wie Protein oder Kohlenhydrate, steigt das Volumen dieser beiden Makronährstoffe bei einer fettreduzierten Diät stark an. Da ein Zuviel an Protein als »ungesund« empfunden wird (schließlich müssen die Nieren den Überschuß verarbeiten), werden sehr wahrscheinlich die Kohlenhydrate den größten Teil Ihrer Ernährung ausmachen. Eine solche Nahrungszusammenstellung wird von der großen Mehrheit der Ernährungswissenschaftler als »gesund« empfohlen, doch in Wirklichkeit wandern Sie geradewegs in die Katastrophe.

Kohlenhydrate machen fett

Der Körper reagiert auf den Verzehr von Kohlenhydraten mit der Ausschüttung von Insulin. Einfache Zucker gelangen sehr schnell ins Blut, während längere Kohlenhydratketten erst aufgebrochen werden müssen, ehe sie ebenfalls als Glucose in den Blutkreislauf gelangen. Der Körper nutzt die Glucose zur Energieversorgung von Gehirn und Muskeln. Allerdings wird nur ein Blutzuckerspiegel in sehr engen Grenzen toleriert. Steigt der Blutzuckerspiegel durch Kohlenhydrate aus der Nahrung über das obere Limit, sorgt Insulin dafür, daß der Überschuß zunächst als Glycogen in Leber oder Muskeln gespeichert wird.

Glycogen ist eine Speicherform der Kohlenhydrate, die aus zwei Molekülen Glucose besteht. In der Leber eingelagertes Glycogen dient über die Freisetzung als Blutzucker der Energieversorgung des Gehirns; ein Vorrat von 60–90 Gramm, der für etwa 12 Stunden ausreicht. Das Muskelglycogen (300 bis 400 Gramm, bei gut trainierten Bodybuildern mit ihrer großen Muskelmasse auch etwas mehr) wird für die Energieversorgung des Bewegungsapparates genutzt und steht dem Gehirn nicht zur Verfügung. Die Aufnahmefähigkeit der Glycogenspeicher ist also auf wenige hundert Gramm beschränkt: Was darüber hinaus an Kohlenhydraten zugeführt wird, wird durch Insulin in Fettzellen eingelagert.

Dieser Umstand ist vor allem den Bodybuildern gut bekannt. Sie sind bemüht, vorwiegend langkettige Kohlenhydrate zu verzehren, die durch einen langsameren Übergang ins Blut auch eine verzögerte Insulinausschüttung nach sich ziehen. So soll die Fettspeicherung durch einen zu hohen Insulinausstoß weitgehend vermieden und die Energieversorgung längerfristig gesichert werden. Dieser Ansatz ist nicht falsch, aber auf keinen Fall der beste Weg, eine Körperfettanlagerung zu verhindern, geschweige denn, Körperfett abzubauen. Denn sind die Glycogenspeicher erst einmal gefüllt (was bei einer kohlenhydratreichen Ernährung kein Problem darstellt), bleibt für die überschüssigen Kohlenhydrate nur eines übrig: Die Speicherung als Körperfett. Das allein könnte schon die Fettzunahme bei herkömmlichen Aufbau-Diäten erklären. Doch es kommt noch schlimmer.

Insulin ist nicht nur vorrangig ein »Speicherhormon« für Fett, sondern auch, da alle Hormone in Paaren funktionieren (denken Sie an Testosteron und Östrogen mit ihren gegensätzlichen Wirkungen), der »Gegenspieler« von Glucagon. Insulin hemmt den Glucagonausstoß und umgekehrt: Bei einem hohen Glucagonspiegel wird kein Insulin ausgestoßen. Das mag auf den ersten Blick nicht spektakulär erscheinen, doch es erklärt die stark fettabbauende Wirkung einer streng kohlenhydratreduzierten Ernährung.

Wenn wir Insulin als »Speicherhormon« betrachten, ist sein Gegenspieler Glucagon als »Freisetzungshormon« zu sehen. Glucagon leitet die Freisetzung von Fettsäuren aus den Körperdepots zur Energiegewinnung ein. Damit ist dieses Hormon ein willkommener Alliierter im Kampf um weniger Körperfett und der beste Freund des Bodybuilders, der ja einen sehr niedrigen Körperfettanteil anstrebt.

Die Fettzellen verfügen über zwei Enzyme, die Fette transportieren und durch Insulin und Glucagon gesteuert werden. Lipoprotein-Lipase schleust Fettsäuren in die Fettzellen ein und sorgt dafür, daß sie dort bleiben. Das andere, hormongesteuerte Lipase genannt, setzt Fettsäuren aus den Speicherzellen in das Blut frei. Insulin stimuliert die Lipoprotein-Lipase und leitet so die Fettspeicherung ein, während Glucagon mit Hilfe der hormongesteuerten Lipase die Fettsäuren aus den Fettzellen freisetzt. Bei einem hohen Insulinspiegel kann kein Speicherfett freigesetzt werden; erst wenn der Insulinspiegel fällt, wird Glucagon aktiv und leitet die Fettverbrennung ein.

Doch Insulin unterbindet die Fettverbrennung auch auf andere Weise: Neben den Muskeln setzen viele weitere Organe wie z.B. Herz, Leber, Nieren und Lunge Fette zur Energiegewinnung ein.

Dazu werden im Blut zirkulierende Triglyzeride durch Enzyme auf der Zellmembran aufgespalten und die freigewordenen Fettsäuren durch Carnitin zu den Mitochondrien im Innern der Zelle transportiert. Dort werden sie zur Energiegewinnung oxidiert und »verbraucht«. Insulin hemmt das Carnitin-Transportsystem. So werden aus Fettsäuren wieder Triglyzeride gebildet, die ins Blut entlassen und den Fettzellen zur Speicherung zugeführt werden. An ihre Stelle tritt Glucose zur Energiegewinnung.

Dies ist eine Folge der Entwicklungsgeschichte des Menschen, der in seiner Frühzeit als Jäger und Sammler seine Mahlzeiten nicht so planen konnte, wie uns das heute möglich ist. Die Nahrungszufuhr war stark vom Jagdglück und davon abhängig, was an Beeren und Früchten gesammelt werden konnte. Damals wie heute gilt: Wenn Sie Kohlenhydrate verzehren, unterbinden Sie weitgehend den Einsatz von Fetten zur Energiegewinnung. Ihr Körper, stets bemüht, die zugeführte Nahrung so effizient wie möglich zu verwerten, verbraucht zunächst die (nur begrenzt speicherbaren) Kohlenhydrate, ehe er die in großer Menge vorhandenen Fette angreift.

Wenn der Blutzuckerspiegel unter die kritische Grenze fällt und keine neuen Kohlenhydrate verzehrt werden, schüttet die Bauchspeicheldrüse Glucagon aus. Dieses Glucagon setzt nun die in der Leber als Glycogen gespeicherte Glucose frei, so daß das Gehirn weiter kontinuierlich mit Blutzucker versorgt werden kann. Wenn die Glycogendepots in der Leber aber erschöpft sind (und weiterhin keine Glucose aus kohlenhydratreicher Nahrung zur Verfügung steht), sorgt Glucagon dafür, daß Fettsäuren aus den Körperdepots aufgespalten werden; dabei entstehen Ketonkörper. Diese Ketonkörper dienen nicht nur der Energieversorgung des Gehirns, sondern werden von den Muskeln ebenfalls zur Energieproduktion genutzt.

Funktionen von Insulin & Glucagon

Insulin	Glucagon
• senkt erhöhten Blutzucker	• erhöht niedrigen Blutzucker
• sorgt für die Speicherung von Nährstoffen	• sorgt für die Verbrennung von Nährstoffen
• baut Glucose und Protein in Fett um	• baut Nahrungsfett in Ketonkörper um und versorgt so das Gewebe mit Energie
• befördert Fett aus dem Blut und transportiert es in die Fettzellen	• setzt Fett aus den Fettzellen ins Blut frei, wo es zur Energieversorgung genutzt wird
• erhöht die Produktion von Cholesterin	• senkt die Produktion von Cholesterin
• hält die Nieren zur Speicherung von Flüssigkeit an	• hält die Nieren zur Ausscheidung von überschüssiger Flüssigkeit an
• regt das Wachstum der glatten Muskulatur in den Arterienwänden an	• regt die Rückbildung der glatten Muskulatur in den Arterienwänden an
• sorgt für die Energiegewinnung aus Glucose	• sorgt für die Energiegewinnung aus Fett

Tabelle nach: Michael R. Eades, M.D.; Mary Dan Eades, M.D.: Protein Power. Bantam Books, New York 1996

Wenn im Blut mehr Ketonkörper als Glucose zirkulieren, befindet sich der Körper im Zustand der »Ketose«. Das hat sehr positive Auswirkungen für den Bodybuilder: Ketose reduziert den Proteinabbau zum Zwecke der Energiegewinnung in den Muskeln; so wird wertvolle Muskelmasse erhalten. Gleichzeitig ist die Energiegewinnung über die Ketose vergleichsweise ineffizient: Ketonkörper aus einem Kilo Fett liefern nur rund 7000 Kalorien (ein Kilo Fett weist eigentlich mehr als 9000 Kalorien auf). Schon hier werden durch die Ketose Fettkalorien »abgebaut«. Darüber hinaus können ungenutzte Ketonkörper nicht wieder in Fettsäuren umgebaut werden; das bei der Ketose verbrauchte Körperfett ist also »verloren«.

Bei einer kohlenhydratreichen Diät ist Glucagon weitgehend ausgeschaltet. Die Freisetzung von Körperfett zur Energiegewinnung wird durch jede neue Mahlzeit mit Kohlenhydraten zuverlässig blockiert. Lediglich bei längeren Pausen zwischen den Mahlzeiten und vielleicht nachts (da während des Schlafs keine Nahrung zugeführt wird) kann Glucagon verstärkt aktiv werden, wenn der Blutzucker und damit der Insulinspiegel fällt. Doch selbst dann werden vorrangig die Glycogendepots in der Leber erschöpft, bevor Ketonkörper zur Energieversorgung in den Vordergrund treten.

Es mag paradox klingen, doch die um ihr Gewicht besorgte, unsportliche Büroangestellte, die morgens ein halbes Brötchen verzehrt und den ganzen Tag über von einem Joghurt und einem Apfel lebt, nutzt Glucagon effektiver für den Fettabbau als ein Bodybuilder mit seinem profunden Wissen über Ernährung. Zwar ist die strikte Kalorienreduktion unserer Bürokraft nicht zu befürworten, aber wenig Kohlenhydrate bedeuten auch wenig Insulin und das führt zu einem erhöhten Glucagonspiegel mit verstärktem Fettabbau. Dieser Umstand erklärt auch den (kurzfristigen) Erfolg von Reduktionsdiäten mit hohem Kohlenhydratanteil. Obwohl anteilig noch eine hohe Kohlenhydratzufuhr erfolgt, liegt die Gesamtmenge der Kohlenhydrate doch niedriger als bei einer »normalen« Ernährung. Die so reduzierte Insulinmenge erlaubt eine gesteigerte Aktivität von Glucagon, das einen Fettabbau auslöst. Der verläuft allerdings keineswegs so effizient, wie bei einer streng kohlenhydratreduzierten Diät.

Wie stark Kohlenhydrate den Fettabbau und den Verlust von Körpergewicht unterbinden, zeigt eine vielzitierte Studie, die Kekwick und Pawan von der Londoner Universität bereits 1950 veröffentlichten. Sie setzten einige ihrer Patienten auf eine 1000kcal-Diät, bei der Fett 90% der Kalorien lieferte. Die Patienten verloren sehr schnell an Gewicht. Als sie später den gleichen Probanden eine 1000kcal-Diät verordneten, die zu 90% aus Kohlenhydraten bestand, erzielten sie fast keinen Gewichtsverlust. Dieses verblüffende Ergebnis erklärt, warum viele Übergewichtige mit einer kohlenhydratbetonten Diät selbst bei sehr begrenzter Nahrungszufuhr nicht oder nur sehr langsam abnehmen. Bei ihnen liegt neben einer niedrigen Stoffwechselrate sehr oft auch eine Überproduktion von Insulin vor, die Glucagon und damit den Fettabbau hemmt.

Der Bodybuilder mit seiner kohlenhydratbetonten, regelmäßigen Nahrungszufuhr sorgt garantiert dafür, daß sein Insulinspiegel mit jeder Mahlzeit wieder hochschnellt und der Glucagonspiegel in den Keller geht. Statt Fett abzubauen, lagert er Fett an. Zwar hat unser Bodybuilder einen Effekt erzielt, was die verringerte Fettspeicherungsrate bei hoher Kalorienzufuhr angeht (viele kleine Mahlzeiten mit Kohlenhydraten sind unbestritten besser als wenige große), doch den Abbau von Körperfett durch Glucagon hat er den ganzen Tag über unterbunden. Ein weiterer Grund, warum Aufbaudiäten immer auch mit einem Zuwachs an Körperfett einhergehen.

Einfluß von Nahrung auf Insulin & Glucagon

Nahrungsmittel	Insulin	Glucagon
• Kohlenhydrate	+++++	kein Einfluß
• Protein	++	++
• Fett	kein Einfluß	kein Einfluß
• Kohlenhydrate und Fett	++++	kein Einfluß
• Protein und Fett	++	++
• viel Protein und wenig Kohlenhydrate	++	+
• viel Kohlenhydrate und wenig Protein	+++++++++	+

Auflistung nach: Michael R. Eades, M.D.; Mary Dan Eades, M.D.: Protein Power. Bantam Books, New York 1996

Überdies haben die Bodybuilder durch ihre Bevorzugung von komplexen Kohlenhydraten einen weiteren Aspekt außer Acht gelassen: Auch langkettige Kohlenhydrate werden vom Körper in Einfachzucker (Glucose) umgewandelt; um mit der Glucose fertig zu werden, ist Insulin vonnöten. Wer auf Glucagon setzen will, muß daher alle Kohlenhydrate gleich bewerten. Denn die ausgeschüttete Insulinmenge ist weitgehend unabhängig von der Art der zugeführten Kohlenhydrate. Es macht also keinen Unterschied, ob Sie in einem Zeitraum von 24 Stunden 500 Gramm Kohlenhydrate in Form von Stärke oder Traubenzucker verzehren: Sie produzieren die gleiche Menge Insulin, die dann Glucagon hemmt.

Glucagon gilt zu Unrecht als »kataboles« Hormon. Im Bezug auf das unwiderruflich zur Energiegewinnung eingesetzte Körperfett mag das zwar zutreffend sein, doch wird mit Hilfe von Glucagon Muskelmasse erhalten und Körperfett abgebaut. Einen solchen »katabolen« Status wird jeder Bodybuilder und Diätwillige wohl gern akzeptieren.

Energiegewinnung durch Ketose

Vielleicht haben Sie schon gehört, daß Ketose auf Dauer schädlich sein soll? Ich kann Sie beruhigen; solange Sie genug trinken und so die überschüssigen Ketonkörper über den Urin ausscheiden, ist sie es nicht. Aber kann man wirklich mit Ketonkörpern als Energiequelle leben? Kann man ohne Kohlenhydrate richtig arbeiten, mit voller Leistung trainieren und sich obendrein wohl fühlen? Das können Sie. Entgegen der weitverbreiteten Ansicht können Sie beruhigt auf Kohlenhydrate verzichten. Ihr Körper braucht gar keine Kohlenhydrate, um optimal zu funktionieren.

Eine Ernährung mit rund 70% Fett, 20–25% Protein und 5% Kohlenhydraten führt nach wenigen Tagen zu einer benignen (gutartigen) Ketose. Daher könnte man die Anabole Diät auch als »ketogene Diät« bezeichnen. Trotz des sehr hohen Fettanteils müssen Sie aber weder Übergewicht, noch eine Schädigung des Herz-Kreislaufsystems befürchten. Bei allen wissenschaftlichen Studien, die einen hohen Fettverzehr als ungesund eingestuft haben, wurden nämlich Diäten untersucht, die sowohl reich an Fett als auch an Kohlenhydraten waren. Nur die Kombination von Fett und Kohlenhydraten führt zu den bekannten Problemen. Werden Kohlenhydrate streng reduziert, nutzt der Körper das Fett aus der Nahrung allein zur Energiegewinnung. Es mag verrückt klingen, aber eine ketogene Diät wird vom Körper nicht nur sehr gut toleriert, sie ist auch sehr viel gesünder als eine Ernährung mit hohem Kohlenhydratanteil. Dazu später mehr.

Was passiert nun, wenn sich der Körper auf Ketose umstellt? Ketonkörper entstehen bei der Lipolyse, der Aufspaltung von Fetten, die in Form von Triglyzeriden vorliegen, in Glycerol und Fettsäuren. Die Lipolyse ist ein normaler Prozeß, der jeden Tag in unseren Körper abläuft. Wenn nicht mehr genügend Kohlenhydrate zur Verfügung stehen, tragen Fette auf diese Weise einen Teil zur Energiegewinnung bei. Die ketogene Diät setzt im Unterschied dazu auf Fette als Hauptenergiequelle an Stelle von Nahrungsglucose. Unser Organismus ist auf Ketose bestens eingestellt. Seit Urzeiten dient die Energieversorgung mit Fettsäuren aus Körperdepots dazu, das Überleben in Zeiten eingeschränkter Nahrungsversorgung zu sichern. So können Menschen bei ausreichender Wasserzufuhr bis zu sechs Wochen ohne Nahrung auskommen.

Im Laufe der Evolution des Menschen hat die Natur bewußt auf Ketose als Energiesystem gesetzt. Allein die Fettreserve eines Jugendlichen beträgt rund 110.000kcal, viel mehr als die Kohlenhydratreserve, die lediglich 2000kcal, oder 2% dieser Energie zum Überleben beisteuern kann. Dabei funktioniert die Energiegewinnung über Ketose so effizient, daß der einmal auf »Fasten« eingestellte Mensch nur noch 3–4 Gramm Muskelprotein pro Tag verliert! Auf diese Weise wird wertvolle Muskelsubstanz geschont und das Überleben nach der Hungerperiode wahrscheinlicher.

Der große Unterschied der ketogenen Diät zur Hunger-Ketose besteht aber darin, daß regelmäßig Nahrung zugeführt wird. Der Körper ist eben nicht nur auf die Fettdepots angewiesen, sondern erhält kontinuierlich »Brennstoff« in Form von Fett und Protein. Im Anfangsstadium von Fasten oder ketogener Diät fällt der Insulinspiegel mit abnehmender Nahrungsglucose immer weiter ab. In der Leber wird Glucose aus den Glycogenvorräten freigesetzt. Der niedrige Insulinspiegel führt zur verstärkt einsetzenden Lipolyse, die Ketonkörper produziert. Der Körper stellt sich auf die glucoseschonende Energiegewinnung aus freien Fettsäuren und Ketonkörpern um. Dabei helfen bei der Lipolyse anfallende Stoffwechselprodukte (NADH, Acetyl-Co-Enzym A und Citrat), den Glucosestoffwechsel zu bremsen. In den Muskeln wird der sog. Cori-Zyklus stärker aktiviert, wobei ATP aus Milchsäure gewonnen wird und Milchsäure in der Leber zu Glucose umgebaut wird. Gleichzeitig wird verstärkt die Aminosäure Alanin zur Glucosegewinnung verbraucht.

Doch während beim Fasten nur Muskelprotein als Quelle für Alanin zur Verfügung steht, wird bei der ketogenen Diät reichlich hochwertiges Protein zugeführt. Während der Umstellung auf Fette als Energielieferant wird daher die Gluconeogenese aus Protein zunehmend durch die Glucosegewinnung aus Glycerin, das in Mengen bei Lipolyse anfällt, ersetzt. Der Muskelverlust in der Umstellungsphase auf Ketonkörper als Hauptenergiequelle fällt daher begrenzt aus und dauert in der Regel nicht länger als einige Tage. Der Standpunkt, bei der ketogenen Diät würde Muskelprotein der Glucosegewinnung geopfert und sie wäre daher nachteilig für Sportler, erweist sich deshalb als unhaltbar. Im Zuge der einsetzenden Glucosegewinnung aus Glycerin wird auch der anfänglich hohe Ausstoß kataboler Glucocorticoid-Hormone (Cortison und Cortisol) wieder zurückgefahren.

Tatsächlich braucht der Körper Glucose, auch wenn ihm keine Kohlenhydrate mehr zugeführt werden. Für die Energieversorgung von Gehirn und Muskeln kann durch den Einsatz von Ketonkörpern viel Glucose eingespart werden. Doch die Nieren, die Retina des Auges, die roten Blutkörperchen und einige Teile des Gehirns können auf Glucose nicht verzichten. Auch dafür hat die Natur vorgesorgt. Selbst ohne Kohlenhydratverzehr wird im Körper ausreichend Glucose produziert. Sowohl beim Fasten, als auch in der Anfangsphase der ketogenen Diät wird pro Tag durch den Cori-Zyklus bis zu 70 Gramm Glucose gewonnen. Die Glucosegewinnung aus Glycerin (über die Lipolyse) steuert weitere 40–50 Gramm bei. Der Rest wird zunächst durch Gluconeogenese aus Protein, d.h. durch die Glucoseproduktion aus Muskeleiweiß bereitgestellt.

Dabei darf nicht vergessen werden, daß (ebenso wie eine Null-Fett-Diät) eine Null-Kohlenhydrat-Diät ein Ding der Unmöglichkeit darstellt. Selbst bei sehr strikter Beschränkung werden immer noch 20–30 Gramm Kohlenhydrate pro Tag mit der Nahrung zugeführt, die ebenfalls zur Glucosegewinnung beitragen. Mit steigenden Glucagonspiegeln werden die bei der Lipolyse gewonnenen Ketonkörper nun zum Hauptenergielieferanten. Wenn die Umstellung erfolgt ist, nutzen die Muskeln bis zu 50% Energie aus Ketonkörpern. Mit zunehmender Dauer der ketogenen Diät wird auch die Lipolyse immer effektiver. Der Körper produziert große Mengen fettspaltender Enzyme (Lipasen), die das reichlich vorhandene Nahrungsfett und die Fettdepots am Körper angreifen. Freie Fettsäuren und Ketonkörper ersetzen zunehmend Glucose als Energieträger. Weniger Bedarf an Glucose bedeutet aber auch eine Einschränkung der Gluconeogenese aus Protein, die so auf normale Level zurückgefahren werden kann. Deshalb kann eine ketogene Diät nicht nur sehr effektiv Körperfett verbrennen, sondern auch hervorragend für den Muskelaufbau eingesetzt werden.

Ketonkörper weisen allerdings einen Nachteil auf: Sie sind sauer und können in der großen Anzahl, wie sie bei der ketogenen Diät anfallen, den ph-Wert der Körpergewebe erhöhen. Die Kritiker der ketogenen Diät weisen mit Recht darauf hin, daß hohe Konzentrationen von Ketonkörpern das zentrale Nervensystem schädigen können. Was eine unkontrollierte Produktion von Ketonkörpern anrichten kann, zeigt sich bei Diabetikern, deren Erkrankung nicht mit Insulin behandelt wird: Sie sind durch eine von Ketonkörpern ausgelöste Übersäurung des Organismus in der Tat stark gefährdet. Jedoch stellt bei gesunden Menschen, die ausreichend Insulin produzieren können, eine benigne Ketose keine Gefahr dar. Denn sobald die Konzentration von Ketonkörpern im Blut überhand nimmt, reduziert von der Bauchspeicheldrüse ausgeschüttetes Insulin die Konzentration von freien Fettsäuren im Blut. Die so verringerte Menge der Fettsäuren erlaubt durchaus noch eine moderate Produktion von Ketonkörpern zur Energiegewinnung, verhindert aber zuverlässig eine Übersäuerung des Blutes. Nur Typ I Diabetiker (sog. »juvenile« Diabetes, die vor allem bei Jugendlichen auftritt), wo der Insulin-Ketonkörper-Regelkreis wegen des völligen Versagens der Insulinproduktion in der Bauchspeicheldrüse ausgeschaltet ist und die kein Insulin spritzen, sind durch Ketose gefährdet. Neben dem Insulin-Ketonkörper-Regelkreis verfügt der Körper noch über andere wirksame Systeme zur Säurepufferung. So wird zum Beispiel die Aminosäure Glutamin in der Leber zu Ammoniak umgebaut, das die »sauren« Wasserstoff-Ionen im Blut bindet und den ph-Wert konstant hält. Ein weiterer Säurepuffer wird durch den Gasaustausch in den Lungen zur Verfügung gestellt.

Ketonkörper sind wasserlöslich und können problemlos durch die Nieren über den Urin ausgeschieden werden. Sie können den Nieren die Arbeit erleichtern, indem Sie bei einer ketogenen Diät mindestens 3–5 Liter Flüssigkeit (am besten Wasser) pro Tag zuführen. Bodybuilder sind ohnehin an eine reichliche Flüssigkeitsaufnahme gewohnt; für alle anderen, die keinen Sport treiben, sollte das ebenfalls kein Problem darstellen.

Eine ketogene Diät führt nicht nur zu einem drastischen Fettabbau, sondern hat auch deutlich gesundheitsfördernde Wirkungen. Nicht Fett ist der Feind, sondern die Kohlenhydrate bzw. das Insulin.

Das Monsterhormon

Der weitgehende Verzicht auf Kohlenhydrate führt nicht nur zu einem schnellen Verlust von Körperfett, auch eine Vielzahl von Erkrankungen können so verhindert bzw. sehr effektiv behandelt werden. In vielen Fällen kann sogar in Folge ganz auf Medikamente verzichtet werden. Dazu zählen Epilepsie und Verhaltensstörungen bei Kindern, Bluthochdruck, erhöhte Werte bei Gesamtcholesterin und Triglyzeriden, ein ungünstiges Verhältnis von HDL- zu LDL-Cholesterin, Atherosklerose und Diabetes.

Immer mehr Veröffentlichungen machen Insulin für die Entstehung dieser Erkrankungen verantwortlich. Ein körpereigenes Hormon als Auslöser von schweren Krankheiten? Das klingt auf den ersten Blick wenig plausibel, doch bei näherer Betrachtung der verschiedenen Insulinwirkungen kann diese Tatsache nicht länger verneint werden.

Ein durch Kohlenhydratverzehr ausgelöster Insulinausstoß bewirkt zunächst, daß eine eventuell in der Leber angelaufene Glucoseproduktion unterbunden wird. Es ist ja wieder Zucker verfügbar, so daß Leberglycogen geschont werden kann. Dann stimuliert Insulin bestimmte Rezeptoren auf der Oberfläche von Muskel- und Fettzellen, die Glucose (zusammen mit Proteinen und Fetten) in das Zellinnere schleusen. Dort werden die Nährstoffe entweder gleich zur Energiegewinnung genutzt, oder als Reserve eingelagert. In den Fettzellen wird aber keine Energie produziert, hier werden Glucose, Proteine und Fette nur in Form von Fettsäuren eingelagert. Ist der überschüssige Blutzucker auf die Zellen verteilt, reduziert die Bauchspeicheldrüse den Insulinausstoß und das ebenfalls von ihr produzierte Glucagon gewinnt langsam die Oberhand.

Dieses Hormonsystem ist durchaus »von außen« steuerbar. Wenn Sie keine Kohlenhydrate verzehren, produziert Ihre Bauchspeicheldrüse kein Insulin, sondern Glucagon. Wenn Sie allerdings reichlich Kohlenhydrate verzehren (was bei fettreduzierter Ernährung unausweichlich ist), dann produzieren Sie auch viel Insulin. Was geschieht nun, wenn der Insulinspiegel dauerhaft hoch liegt? Die vermehrte Fettspeicherung haben wir schon erwähnt. Doch da ist noch mehr.

Diabetes

Der Körper reagiert auf einen dauerhaft erhöhten Insulinspiegel, indem er sich anpaßt und die Effektivität der insulinempfindlichen Rezeptoren an der Zelloberfläche abschwächt. So wird immer mehr Insulin gebraucht, um diese Rezeptoren zur Aufnahme von Glucose in die Zellen zu bewegen. Der Körper wird sprichwörtlich »resistent« gegen sein eigenes Insulin. Über einen Zeitraum von vielen Jahren muß die Bauchspeicheldrüse so mehr und mehr Insulin produzieren, während die Wirkung dieses Hormons stetig abnimmt. Dieser Zustand einer chronischen Überproduktion von Insulin wird als Hyperinsulinämie bezeichnet (von griech. hyper – »hoch, viel«). Diese Überproduktion von Insulin führt zu vermehrter Fettspeicherung und nach einiger Zeit zu Übergewicht.

Hyperinsulinämie gilt überdies als Vorstufe zur Ausbildung von Diabetes, der Zuckerkrankheit. Im Gegensatz zur Typ I Diabetes, wo die Bauchspeicheldrüse schon in frühen Jahren kein Insulin mehr produziert, entwickelt sich die Typ II, oder Alters-Diabetes, ganz allmählich. Die überstrapazierte Bauchspeicheldrüse stellt die Produktion von Insulin weitgehend oder ganz ein. Jetzt muß Insulin von außen zugeführt werden, um verzehrte Kohlenhydrate zu verstoffwechseln. Der Zusammenhang zwischen Übergewicht und Diabetes ist unübersehbar: 80% der Übergewichtigen entwickeln im Laufe ihres Lebens eine mehr oder weniger stark ausgeprägte Diabetes. Dabei bedingt aber weder das eine das andere, noch umgekehrt. Vielmehr haben Übergewicht und Diabetes die gleiche Ursache: Hyperinsulinämie.

Das Tragische daran ist, daß Diabetiker ihre Krankheit nicht nur durch einen übermäßigen Kohlenhydratverzehr selbst verursacht haben, sondern auch die Ursache ihrer Diabetes (unbewußt) weiterhin ignorieren. Zur Behandlung wird ihnen im Sinne einer »gesunden« Ernährung oft die populäre fettarme Diät empfohlen. Wenig Fett bedeutet aber zwangsläufig mehr Kohlenhydrate und einen gesteigerten Bedarf an Insulin. Damit sind sie auf die regelmäßige Einnahme insulinfördernder Medikamente bzw. Insulin-Injektionen angewiesen. Eine ketogene Diät würde bei der Ursache der Diabetes ansetzen. Strikte Kohlenhydratreduzierung verringert den Bedarf an Insulin, das der Zuckerkranke ja nicht mehr (oder nur noch in geringen Mengen) produziert. Tatsächlich hat Atkins, einer der modernen Pioniere der ketogenen Ernährung, in seiner Praxis Tausende von Diabetikern mit einer streng kohlenhydratreduzierten Diät, sowie den Spurenelementen Chrom und Zink erfolgreich behandelt. Mehr als 50% der Menschen, die zuvor auf Insulininjektionen angewiesen waren, konnten nach seinen Angaben darauf verzichten. Noch beeindruckender: 98% der Patienten, die zuvor orale Medikamente gegen Diabetes einnehmen mußten, waren durch seine Atkins-Diät nicht mehr darauf angewiesen.

Hyperinsulinämie führt aber nicht nur dazu, daß der Körperfettanteil sich mit steigendem Lebensalter erhöht und das Risiko für Diabetes steigt. Hyperinsulinämie wird von immer mehr Wissenschaftlern auch als Auslöser für die Entstehung der eingangs genannten, lebensbedrohenden Krankheiten erkannt.

Der menschliche Körper ist genetisch nicht auf die vorrangige Verarbeitung von Kohlenhydraten ausgelegt (mehr dazu im folgenden Kapitel). Daher wurden dem Insulin im Laufe der Evolution auch andere Aufgaben als die Regelung des Blutzuckers übertragen. Bei einer chronisch erhöhten Insulinproduktion geraten zusätzlich andere körpereigene Systeme aus dem Gleichgewicht.

Herz-Kreislauf-Erkrankungen

Atherosklerose ist eine Erkrankung der Blutgefäße, die sich in einer eingeschränkten Sauerstoffversorgung der umliegenden Gewebe äußert und im Endstadium zur Amputation von Gliedmaßen, zu Herzinfarkt oder Schlaganfall führen kann. Hyperinsulinämie trägt auf mehrere Arten zur Entstehung der Atherosklerose bei: Über die Cholesterinproduktion, durch die Anregung des Zellwachstums der sog. »glatten« Muskulatur in den Blutgefäßen, sowie durch eine vermehrte Flüssigkeitsspeicherung und den daraus resultierenden Bluthochdruck.

Im Gegensatz zur weitverbreiteten Ansicht, daß »schädliches« Cholesterin vor allem über fettreiche Nahrungsmittel wie Eier und Fleisch zugeführt wird, werden 70–80% des in unseren Adern zirkulierenden Cholesterins vom Körper selbst hergestellt. Nur 20–30% gelangen über die Nahrung ins Blut. Obwohl der größte Teil in der Leber gebildet wird, besitzt jede Zelle unseres Körpers die Fähigkeit, Cholesterin zu produzieren. Cholesterin wird als Bestandteil jeder Zellmembran gebraucht; ohne Cholesterinproduktion würden wir innerhalb kürzester Zeit sterben. Ein zu hoher Cholesterinspiegel im Blut führt allerdings zu Herz-Kreislauf-Erkrankungen. Cholesterin lagert sich an kleinen Verletzungen an den Innenwänden der Blutgefäße an und verringert auf diese Weise zunehmend den Querschnitt der betroffenen Adern. Später verhärten diese weichen Plaques durch Calciumeinlagerung: Die Adern »verkalken« buchstäblich und die Atherosklerose entsteht. Die Blutzufuhr wird erst nur behindert; mit wachsendem Verschluß des Blutgefäßes kann aber ein kleiner »Blutklumpen« die Ader völlig blockieren.

Das bekannte »Raucherbein« entsteht auf diese Weise durch eine mangelnde Durchblutung der unteren Extremitäten. Kann der Betroffene zunächst noch unter Schmerzen laufen, so erfordert die durch den verringerten Adernquerschnitt zunehmend eingeschränkte Versorgung mit Sauerstoff und Nährstoffen schließlich die Amputation des Beines. Auch Herzinfarkt und Schlaganfall sind Folgen der Atherosklerose: Wird ein zum Herzen führendes Blutgefäß verschlossen, führt das zum Absterben der betroffenen Region des Herzmuskels, dem sog. Infarkt. Ist ein Blutgefäß betroffen, welches das Gehirn versorgt, spricht man vom »Schlaganfall«.

Wo kommt dabei Insulin ins Spiel? Nun, Insulin aktiviert die Enzyme für die endogene (körpereigene) Cholesterinproduktion. Dieser Mechanismus macht durchaus Sinn: Insulin wird durch Glucosezufuhr freigesetzt; es muß die überschüssige Glucose als Fett in die Depotzellen einschleusen. Da liegt es nahe, daß auch die Cholesterinproduktion zur Bildung neuer (Fett)Zellen durch Insulin stimuliert wird. Wenn aber die Insulinproduktion chronisch erhöht ist, wird viel mehr Cholesterin hergestellt, als nötig. Dabei steigt unter dem Einfluß von Insulin die Produktion des »schädlichen« LDL-Cholestrins (Low Density Lipoprotein) stärker als die des »guten« HDL-Cholesterins (High Density Lipoprotein). Eine Verschiebung des LDL/HDL-Gleichgewichts gilt aber ebenfalls als Risikofaktor für die Entstehung von Herz-Kreislaufkrankheiten.

Darüber hinaus erhöht Insulin die Anzahl der im Blut zirkulierenden Triglyzeride (u.a. durch Hemmung des Carnitin-Transportsystems). Erhöhte Triglyzerid-Werte erhöhen ebenfalls das Risiko für einen Herzinfarkt.

Eine ketogene Diät mit ihrer insulinhemmenden Wirkung senkt erhöhte Triglyzerid- und Cholesterinspiegel schnell und nachhaltig. Der größte Effekt ist bei sehr stark erhöhten Werten feststellbar: Triglyzeridspiegel über 1000 fallen in den 200er-Bereich; Cholesterinwerte über 500 fallen um die Hälfte. Das geschieht völlig ohne Medikamente, allein durch eine strikt kohlenhydratreduzierte Diät. Allerdings profitieren nicht alle Menschen in gleicher Weise von den cholesterinsenkenden Effekten einer ketogenen Diät. Atkins berichtet, daß sich bei einer von drei Personen ein so drastischer Fall der Cholesterinwerte nicht einstellt. Er empfiehlt den Betroffenen, ihren Kohlenhydratverzehr über einen längeren Zeitraum streng einzuschränken, vorwiegend auf magere Proteinspender wie Geflügel und sehr mageres rotes Fleisch zu setzen, sowie »guten« Fetten aus Fisch und ungesättigten Fettsäuren aus Ölen den Vorzug zu geben (mehr zur exakten Diätplanung erfahren Sie in den folgenden Kapiteln).

Insulin regt überdies Wachstum und Zellteilung der »glatten« Muskelzellen an, aus denen auch die Wandungen der Blutgefäße bestehen. Im Laufe dieses Prozesses stimuliert Insulin überdies eine verstärkte Synthese von Bindegewebe in den Gefäßen, was die betroffenen Stellen der Gefäßwand zusätzlich verstärkt. Zuletzt sorgt Insulin noch dafür, daß sich die Cholesterinproduktion in den dort abgelagerten, sog. Plaques, erhöht. Stellenweise verdickte

Arterienwände führen zu einem verkleinerten Gefäß-Querschnitt und verringertem Blutdurchfluß. Auch die Dehnbarkeit der Blutgefäße nimmt ab. Die Gefahr des Gefäßverschlusses durch einen Blutpfropfen steigt damit an.

Ein kleinerer Adernquerschnitt zwingt das Herz auch zu einer verstärkten Pumpleistung. Um trotzdem noch alle Gewebe zu durchbluten, muß der Blutdruck erhöht werden. Eine anhaltende Erhöhung des Blutdrucks aber schädigt die Blutgefäße noch mehr. So kann sich nun an kleinen Verletzungen innerhalb der Adern das im Blut zirkulierende Cholesterin ablagern, was den Adernquerschnitt weiter verringert.

Insulin sorgt überdies dafür, daß die Nieren verstärkt Salze und Flüssigkeit zurückhalten. So wird das Blutvolumen erhöht und der Blutdruck zusätzlich gesteigert. Ähnlich wie bei der Behandlung der Diabetes wird auch jenen Menschen, die an Bluthochdruck, sowie erhöhten Cholesterin- und Triglyzerid-Werten leiden, sehr oft eine fettreduzierte Ernährung empfohlen. Damit wird die Ursache der Störung aber nicht behoben. Statt dessen werden wiederum Medikamente eingesetzt, deren Nebenwirkungen das Problem letztlich verschlimmern. Die beliebten Beta-Blocker reduzieren zwar den Blutdruck, erhöhen aber, ebenso wie viele Diuretika, den Insulinspiegel.

Neben den Medikamenten zur Behandlung von Herz-Kreislauf-Erkrankungen stehen auch die dafür empfohlenen, fettarmen Diäten mittlerweile verstärkt im Kreuzfeuer der Kritik: Ihre Cholesterin- und Triglyzerid senkende Wirkung ist vergleichsweise gering; auch bei der Rückbildung atherosklerotischer Schäden am Gefäßsystem sind durchschlagende Erfolge bisher ausgeblieben. Das vielleicht überzeugenste Argument gegen eine fettreduzierte Ernährung bei Herz-Kreislauf-Erkrankungen ist aber wohl die nur geringfügig erhöhte Überlebensrate: Leiden Sie erst einmal darunter, spielt es eigentlich keine große Rolle, ob Sie sich normal oder fettarm ernähren. Den Zeitpunkt des nächsten, vielleicht tödlichen Herzinfarkts können Sie so nicht beeinflussen.

Die Mechanismen der Insulin-»Nebenwirkungen« erklären dagegen weitaus überzeugender, warum eine kohlenhydratreduzierte Diät »gesünder« ist. Wenn Sie auf Kohlenhydrate verzichten, dürfen Sie unbesorgt Fett verzehren. Nicht nur, daß es durch Glucagon zur Energiegewinnung eingesetzt wird, Sie vermeiden auch alle Auswirkungen eines erhöhten Insulinspiegels.

Die positiven Effekte von Glucagon beschränken sich aber nicht nur auf die Verstoffwechselung von Körperfett zur Energiegewinnung. Als »Gegenspieler« des Insulins regt es darüber hinaus die Nieren an, Salze und Flüssigkeit verstärkt auszuscheiden, es regelt die Produktion von Cholesterin und Triglyzeriden in der Leber herunter und senkt den Blutdruck.

Wenn die Ursache der durch erhöhte Insulinwerte ausgelösten Stoffwechselstörungen mit dem Verzicht auf Kohlenhydrate beseitigt wird, kann Glucagon sogar eine »heilende« Wirkung entfalten: Erhöhte Blutwerte von Cholesterin und Triglyzeriden werden nachhaltig gesenkt, ein erhöhter Blutdruck fällt auf Normalwerte, die Blutzuckerwerte normalisieren sich und Sie bauen sehr effektiv Fett ab. Wie ich meine, überzeugende Gründe dafür, daß sich die medizinische Forschung der ketogenen Diät stärker widmen sollte. Auch wenn die Amerikaner mit ihrer Verschwörungs-Paranoia oft zu unkonventionellen Beschuldigungen neigen, ganz von der Hand zu weisen ist bei all der schlechten Presse, welche die ketogene Diät über die Jahre erfahren hat, die bremsende Rolle der Pharmakonzerne sicher nicht. Wenn die großen »Killer«-Krankheiten unserer Zeit sich allein durch eine Ernährungsumstellung behandeln lassen, wer hätte dann noch Bedarf an Diabetes-Medikamenten, blutdrucksenkenden Mitteln oder Cholesterin-Hemmern?

Fett und Krebs

Ein hoher Fettverzehr wird mit der Entstehung von Darm-, Brust- und Prostatakrebs in Verbindung gebracht. Zur Vorbeugung gegen Krebserkrankungen wird daher häufig eine fettreduzierte Ernährung empfohlen. Die so hergestellte Verbindung zwischen Fett und Krebs steht aber auf tönernen Füßen; nach DiPasquale darf sie als noch weniger gesichert gelten, als die ohnehin wackelige Verbindung zwischen Fettverzehr und Herzkrankheiten.

Die Hauptkritik gilt der Methodik der wissenschaftlichen Studien, die Fett in dieser Hinsicht belasten. Die Ergebnisse werden im Umfeld der allgemeinen »Fett ist schlecht«-Hysterie nicht selten großzügig interpretiert. Atkins führt als Beispiel die in Medizinerkreisen populäre »Harvard Nurse Study« an, bei der 90.000 amerikanische Krankenschwestern über einen Vier-Jahres-Zeitraum untersucht wurden und die den »Kampf gegen Fett«-Fraktion in den USA entscheidend stützte. So ergab diese Studie tatsächlich ein leicht erhöhtes Darmkrebsrisiko bei einem Teil der untersuchten Patientinnen, doch das Brustkrebsrisiko lag in der Gruppe mit hohem Fettverzehr (114 Fälle) entschieden niedriger, als in der Gruppe mit niedrigem Fettverzehr (145 Fälle). Als die Ergebnisse dieser Massenuntersuchung in den Medien verbreitet wurden, ist diesem Detail allerdings wenig Beachtung geschenkt worden, stellt es doch die Empfehlung, ein reduzierter Fettverzehr schütze vor Krebs, mit Recht in Frage. Spätere Studien in Belgien konnten übrigens keine Verbindung zwischen Fettverzehr und Darmkrebs nachweisen.

Im Mai 1996 ergab eine groß angelegte Untersuchung in Italien, daß ein erhöhter Stärkeverzehr (etwa durch Nudeln) das Brustkrebsrisiko stark erhöht; die gleiche Studie konnte aber keinen Zusammenhang zwischen dem Gesamtfettverzehr bzw. der Aufnahme gesättigter Fettsäuren und Brustkrebs feststellen. Mit dem Verweis auf Kohlenhydrate (Stärke) als krebsauslösendes Agens liegt diese Studie übrigens auf einer Linie mit den Ergebnissen früherer italienischer Untersuchungen zum Thema.

So unwahrscheinlich sollte die Verbindung zwischen Kohlenhydraten und Krebs nicht erscheinen; schließlich dient Glucose Krebszellen als primäre Energiequelle. So konnte dann auch nachgewiesen werden, daß Brustkrebspatientinnen im Durchschnitt fast ein Viertel mehr Insulin produzieren als gesunde Frauen und daß Darmkrebspatienten um 30% erhöhte Triglyzerid-Werte aufweisen: Beides Anzeichen für einen gestörten Kohlenhydratstoffwechsel. Atkins behauptet daher, daß nicht Fett, sondern Zucker das meistverzehrte Karzinogen darstelle.

In diesem Licht erscheinen daher solche Untersuchungen wichtig, die Entstehung von Krebs auf ein erhöhtes Körpergewicht und eine unvorteilhafte Verteilung zwischen fettfreier Körpermasse (Muskeln und Knochen) und Körperfett, statt auf Nahrungsfett zurückführen. Ein hoher Kohlenhydratverzehr trägt sehr viel mehr zur Entstehung von Fettdepots am Körper bei, als eine ketogene Ernährung, die nachweislich Körperfett abbaut.

Solange die wissenschaftlichen Belege eher gegen Fett als krebsauslösende Substanz sprechen, sollte daher im (berechtigten) Zweifel für den Angeklagten entschieden werden: Fett erzeugt keinen Krebs. Plausibler ließe sich umgekehrt argumentieren: Ein erhöhter Fettverzehr kann Kohlenhydrate in der Nahrung ersetzen und so eventuell vor Krebs schützen.

Trotz der nachprüfbaren und vielfältig dokumentierten positiven Wirkungen einer kohlenhydratreduzierten Diät ist dieser Ernährungsform die Anerkennung des medizinischen Establishments bislang versagt geblieben. Noch immer überwiegt die Zahl der Buchveröffentlichungen zu fettreduzierten Diäten die Neuerscheinungen zum Thema ketogene Diät bei weitem.

*

»Sie können sich gar nicht erlauben,
fett und krank zu sein. So einfach ist das. «

Dr. Robert C. Atkins

»Wir schaufeln unser Grab eher mit Messer und Gabel, als mit einem Spaten. «

Dr. Michael Eades

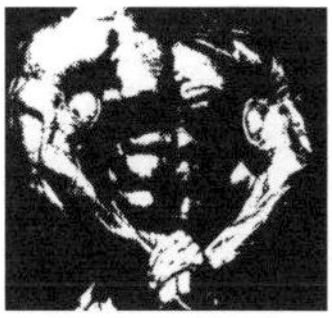

Ernährung vor unserer Zeit

von Klaus Arndt

Wir wissen nun, daß eine Überproduktion von Insulin zu gefährlichen Erkrankungen führt und daß eine ketogene Diät davor schützt. Wir haben auch untersucht, daß der Mensch ohne Kohlenhydrate sehr gut leben kann. Um all jene zu überzeugen, die vielleicht immer noch glauben, eine ketogene Diät sei »widernatürlich« und lediglich ein weiterer Trend in einer langen Reihe von Diäten, sollten wir die Geschichte dieser Ernährungsform einmal näher betrachten. Sie werden feststellen, daß eine ketogene Diät keineswegs »künstlich« ist, sondern vielmehr der Natur des Menschen optimal entspricht: Die Natur hat offensichtlich eine kohlenhydratarme Ernährung für den Menschen vorgesehen.

Vegetarier mögen entgegenhalten, eine auf Getreide basierende Ernährung sei die Grundlage menschlicher Zivilisation. Natürlich hat die Kultivierung von Weizen, Mais oder Reis und die Möglichkeit, Getreide in Speichern zu lagern, die Entstehung von Städten und Hochkulturen in den letzten 10.000 Jahren entscheidend gefördert. Doch besteht wohl kein Zweifel daran, daß zuvor über viele hunderttausend Jahre Fleisch die bevorzugte Nahrung unserer Vorfahren war.

Schon vor 450 Millionen Jahren etablierte sich die Steuerung von Organismen über Hormongegenspieler. Das Insulin-Glucagon-System existierte also schon sehr lange, bevor Homo sapiens in Erscheinung trat. Dieses System hat sich derart bewährt, daß die Natur es bis heute bewahrt hat; es ist in den Genen der Säugetiere festgeschrieben, die vor 40 Millionen Jahren zum ersten Mal auftauchten. Die uralte Hormonverwandtschaft ermöglicht heute Diabetikern, Schweine- oder Rinderinsulin zu nutzen, ohne sofort tot umzufallen. Jedes andere tierische Protein, direkt in die Blutbahn gespritzt, würde einen lebensbedrohenden anaphylaktischen Schock hervorrufen.

Wissenschaftler staunen immer wieder, wenn sie die Überreste von Frühmenschen untersuchen. Die Jäger und Sammler wiesen eine kräftige Knochenstruktur auf, vergleichbar mit der heutiger Sportler. Ihre Ernährung bestand zum größten Teil aus Fleisch. Zusätzlich verzehrte Kohlenhydrate waren wildwachsende Früchte, Beeren und Knollen, alle reich an Vitaminen, Mineralien und Ballaststoffen. Die Lebensspanne der Frühmenschen war allerdings mit 18–25 Jahren sehr kurz, was aber auf Parasitenbefall, virale und bakterielle Krankheiten, sowie auf die harten Lebensumstände zurückgeführt werden muß.

Die allgemeine Lebenserwartung stieg auch in den folgenden Jahrtausenden nur wenig; die Menschen im Rom der Blütezeit wurden im Schnitt ebenfalls nur 22 Jahre alt. Bis zum Ende des 17. Jahrhunderts vermehrte sich die Weltbevölkerung nur sehr langsam, was auf immer wiederkehrende Kriege, vor allem aber auf Seuchen zurückzuführen ist. Erst der weltweite Austausch von Krankheitserregern und die über Generationen erfolgte Anpassung an sie führten danach im Verbund mit einem stürmischen Aufschwung der medizinischen Wissenschaften zu einem steten Bevölkerungswachstum (anschaulich beschrieben in William H. McNeills »Plagues and People«, Erstauflage bei Doubleday 1977).

Mit der Entwicklung des Ackerbaus vor etwa 10.000 Jahren änderte sich die Ernährung der Menschheit grundlegend. Brot, Reis und andere Kohlenhydratlieferanten ersetzten zunehmend das Fleisch auf dem Speiseplan. Der Verzehr von Fetten und tierischem Protein sank. Die Jäger und Sammler verfügten noch über einen kräftigen Knochenbau, sie waren groß und schlank, verfügten über gute Zähne und eine robuste Gesundheit. Ihre seßhaft gewordenen Nachfahren entwickelten all jene Krankheiten, die uns heute noch zu schaffen machen. Sie waren kleiner, hatten schlechte Zähne, und litten an Mangelernährung, sowie chronischen Erkrankungen. Dr. Michael und Mary Dan Eades führen in ihrem Buch »Protein Power« die alten Ägypter als Beispiel für eine frühe Hochzivilisation an, deren Ernährung weitgehend auf Kohlenhydraten basierte. Sie ernährten sich von Vollkornprodukten aus Weizen und Gerste, einer Vielzahl von Früchten und Gemüsen, süßten ihre Speisen mit Honig und verwendeten Oliven-, Distel- und Leinsamenöl. Als Proteinquellen dienten Fisch und Geflügel, nur selten rotes Fleisch. Die Aufnahme von gesättigten Fettsäuren und Cholesterin muß demnach recht niedrig gewesen sein. Im Prinzip also eine Ernährung, wie sie auch von der modernen Wissenschaft als »gesund« und lebensverlängernd empfohlen wird. Angesichts einer so fortschrittlichen Ernährung hätten sich die Ägypter eigentlich eines langen und beschwerdefreien Lebens erfreuen müssen. Doch die Untersuchungen an Mumien ergeben ein anderes Bild.

Die Zähne der Ägypter waren nicht selten verfault und abgenutzt (ein Umstand, der aber wohl eher auf den Abrieb von Steinmühlen im Brot als auf die Ernährung zurückzuführen ist). Anders als bei ihren fleischessenden Vorfahren gehörten aber Karies und Zahnfleischentzündungen im Ägypten der Pharaonen zum Alltag. Viele mumifizierte Ägypter waren zu ihren Lebzeiten ausgesprochen fett, obwohl ihre Ernährung heute als optimal zum Abbau von Körperfett empfohlen wird. Mit Hinblick auf den geringen Fettgehalt ihrer Ernährung dürfte aber wenigstens ein gesundes Herz-Kreislaufsystem zu erwarten sein. Auch diese Annahme bestätigt sich nicht. Kardiovaskuläre Erkrankungen waren im alten Ägypten weit verbreitet. Die Arterien vieler Mumien zeigen Atherosklerose in unterschiedlichen Stadien der Erkrankung, sowie verdickte und beschädigte Blutgefäße, die auf Bluthochdruck hindeuten. Viele Ägypter litten (und starben vermutlich) an den gleichen Herz-Kreislauf-Krankheiten, die auch heute noch zu den großen Killern zählen: Herzinfarkt und Schlaganfall.

Spätere Untersuchungen ergaben ähnliche Nachteile einer kohlenhydratbetonten Ernährung. Dr. Michael und Mary Dan Eades erwähnen auch die sog. »Hardin Village« Studie, bei der eine Gruppe von Farmern, die zwischen 1500 und 1675 in der Gegend von Indian Knoll im US-Bundesstaat Kentucky ansässig war, mit einer Gruppe von Jägern und Sammlern verglichen wurde, die 3000 Jahre früher den gleichen Landstrich bevölkerte. Interessanterweise verfolgten beide Gruppen eine weitgehend inaktive Lebensweise. Körperliche Aktivität als differierender Faktor konnte daher ausgeschlossen werden. Die Lebenserwartung der Farmer lag in allen Altersgruppen unter der Jäger-Gruppe. Die Farmer wiesen eine höhere Kindersterblichkeit auf und die Untersuchung der Gebeine ergab eine 13-fach erhöhte Anzahl von Infektionen der Knochen, was auf Nährstoffmängel hindeutet. Gebißschäden waren bei den Jägern nur vereinzelt nachzuweisen, doch unter den Farmern weit verbreitet. Die Studie kam zu dem Ergebnis, daß die Jäger und Sammler sich einer deutlich besseren Gesundheit erfreuen durften, was die Forscher auf ihre Ernährungsgewohnheiten zurückführten.

In den Industriestaaten des 19. Jahrhunderts war der Speiseplan trotz Brot und Getreideprodukten noch sehr reich an Fetten und tierischen Produkten. In der zweiten Hälfte des 19. Jahrhunderts gewann die Medizin als wissenschaftliche Disziplin immer mehr an Bedeutung. Es wurde viel geforscht und die Ergebnisse wurden in einer wachsenden Zahl medizinischer Fachzeitschriften veröffentlicht. Atkins berichtet, daß trotz vermehrter Forschung die erste Studie über koronare Herzerkrankungen (mit vier Patienten) erst 1912 publiziert wurde. Ein Umstand, der darauf hindeutet, daß Herzerkrankungen damals (zumindest in den USA) noch kein gravierendes Problem darstellten. Paul Dudley White, Präsident Eisenhowers Leibarzt, konnte sich nicht daran erinnern, in den frühen zwanziger Jahren, während seiner Zeit als Assistenzarzt am Massachusetts General Hospital, in einem ganzen Jahr auch nur einen Herzinfarkt erlebt zu haben.

Amerikanische Autoren führen das vermehrte Auftreten von Herzkrankheiten in den nachfolgenden Jahrzehnten des 20. Jahrhunderts vor allem auf den rapide angestiegenen Verzehr von einfachen Zuckern zurück, der Fette und Fleisch als Kalorienlieferanten immer mehr ersetzte. Nicht nur die Nahrungsmittelindustrie mit ihrem wachsenden Ausstoß von verarbeiteten Lebensmitteln wird dafür verantwortlich gemacht, sondern auch der Siegeszug von gezuckerten Limonaden, allen voran die Cola-Getränke.

Beim Vergleich mit heute lebenden Völkern, die sich noch auf althergebrachte Weise ernähren, schneidet die moderne, kohlenhydratbetonte Ernährung stets schlecht ab. Sowohl traditionell lebende, nordamerikanische Eskimos als auch die afrikanischen Massai ernähren sich vorwiegend von Fleisch und Fett, leiden aber kaum unter Herz-Kreislauf-Krankheiten. Die gute Gesundheit der Eskimos wird häufig dem hohen Fischverzehr und der daraus resultierenden Zufuhr von Omega-3-Fettsäuren zugeschrieben. Doch vor dem Hintergrund der zuvor präsentierten Fakten ist die Rolle dieser Fischöle wohl eher von untergeordneter Bedeutung. Der weitgehende Verzicht auf Kohlenhydrate scheint der dominierende Faktor zu sein.

Die Bevölkerung von Finnland verzehrt noch heute große Mengen von Fleisch, Fetten und Fisch, liegt aber im Hinblick auf die Rate der Herz-Kreislauf-Erkrankungen weit hinter anderen westlichen Staaten. Auch die Franzosen, deren Ernährung viel mehr Fleisch und Fett aufweist als nach Ansicht moderner Ernährungsexperten gut wäre, erfreuen sich einer besseren kardiovaskulären Gesundheit als z.B. die diätbewußten Amerikaner. Ob das allein auf den erhöhten Rotweinverbrauch und der damit gesteigerten Zufuhr von Antioxidantien zurückzuführen ist, darf wohl bezweifelt werden. Der amerikanische Verzehr von Einfachzuckern liegt fünfmal höher als der französische. Der gesteigerte Ersatz von Fleisch und Fett durch Kohlenhydrate in der Nahrung als Auslöser von Herz-Kreislauf-Erkrankungen erscheint viel wahrscheinlicher. Überdies dürfte die Zufuhr von Antioxidantien bei den mit billigen Supplements reichlich versorgten Amerikanern deutlich höher liegen, als bei den Franzosen.

Die hier präsentierten Beispiele legen nahe, daß eine kohlenhydratreduzierte Ernährung deutliche Gesundheitsvorteile gegenüber der so populären kohlenhydratbetonten aufweist. Nicht nur die historischen Beispiele, sondern auch die positiven Erfahrungen zehntausender Menschen, die eine ketogene, oder doch zumindest eine Ernährung mit weniger Kohlenhydraten ausprobiert haben, sollten auch den letzten Zweifler überzeugen. Der eigentliche Vorteil einer kohlenhydratreduzierten Ernährung mag aber darin liegen, daß nach Atkins und Eades nicht ein einziger ihrer Patienten Probleme damit hatte. Alle profitierten von der fettabbauenden Wirkung dieser Diät und den nachhaltigen Verbesserungen ihrer kardiovaskulären Erkrankungen.

*

»Eine fettarme Diät muß mehr Kohlenhydrate enthalten – genau den Nährstoff, der fett macht.«

Dr. Robert C. Atkins

»Das Wort ›Diät‹ stammt von lat. diaeta, bzw. vom griech. diaita und bedeutet ›die Art zu leben‹...«

Dr. Robert C. Atkins

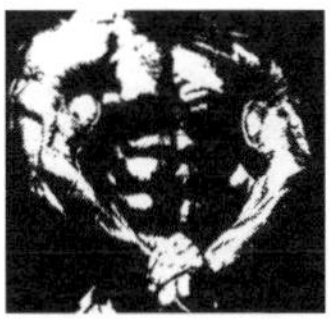

Ketogene Diäten im Überblick

von Klaus Arndt

Während der Recherche zu diesem Buch sind wir auf verschiedene Ansätze zur Durchführung einer ketogenen Diät gestoßen. Jede weist spezifische Vor- und Nachteile auf. In den folgenden Kapiteln werden wir uns auf die sog. Anabole Diät konzentrieren, die sich für Bodybuilder und andere Kraftsportler bewährt hat. Diese Diät kann aber durchaus für Trainings- oder Ruhephasen modifiziert werden. Im Sinne einer auf Ihre Bedürfnisse zugeschnittenen Anwendung sollten Sie daher auch die anderen Ansätze kurz kennenlernen. Mit den zuvor behandelten Grundlagen einer kohlenhydratreduzierten Ernährung können Sie so entscheiden, welche Variationen Sie in Ihren Ernährungsplan einflechten möchten.

Die vielleicht am wenigsten radikale Variante ist Dr. Barry Sears »Zone Diet«. Hier werden Kohlenhydrate ebenfalls reduziert, sind aber in komplexer Form (Stärke und Früchte) erlaubt. Dr. Sears legt großen Wert auf die Zufuhr von hochwertigen Fetten und Ölen. Eier und rotes Fleisch sind wegen der darin enthaltenen gesättigten Fettsäuren weitgehend zu meiden. Der Grund dafür liegt in seiner speziellen Eicosanoid-Theorie. Eicosanoide steuern die Hormone des Körpers, wobei »gute« Eicosanoide, aus ungesättigten Fettsäuren gebildet, positive Auswirkungen wie z.B. eine Senkung des Insulinspiegels hervorrufen sollen. »Schlechte« Eicosanoide, die vorwiegend aus gesättigten Fetten gebildet werden, steuern dem entgegen. Ein ausgewogenes Verhältnis von Kohlenhydraten, Protein und Fett (40%/30%/30%) sorgt nach Dr. Sears für eine optimale Eicosanoid-Balance (die sog. »Zone«) mit Gewichtsverlust, Wohlbefinden und gesundheitlichen Vorteilen. Das Eicosanoid-Modell wird allerdings von Dr. Sears allein vertreten. Es erscheint aber plausibel und führt nachweislich zu Gewichtsverlust, sowie den übrigen gesundheitlichen Vorteilen einer kohlenhydratreduzierten Diät. Für den Kraftsportler ergeben sich Vorteile gegenüber einer »normalen«, fettreduzierten Ernährung, doch die nachfolgend angeführten, radikaleren Ansätze führen schneller zum Ziel.

Dr. Atkins gilt als moderner Pionier der ketogenen Diät. Er trat mit der sog. Atkins-Diät bereits in den siebziger Jahren auf den Plan und sorgte damit für einigen Wirbel. Seine damals aufsehenerregenden Theorien über die gefährlichen Insulin-Nebenwirkungen wurden über die Jahre zunehmend bestätigt. Die Atkins-Diät setzt auf eine mehrere Wochen dauernde Einführungsphase mit sowenig Kohlenhydraten wie möglich (ebensowenig, wie eine völlig fettfreie Diät möglich ist, wird es Ihnen auch nicht gelingen, Kohlenhydrate völlig zu verbannen), um Ketose und damit einen Gewichtsverlust einzuleiten. Ist das Wunschgewicht erreicht, folgt anschließend eine »Erhaltungsphase«, in der Kohlenhydrate schrittweise wieder zugeführt werden. Ist der Punkt erreicht, wo die Gewichtsabnahme gestoppt ist, sich aber keine erneute Gewichtszunahme einstellt, hat man die Menge der täglich tolerierten Kohlenhydrate ermittelt. Die Toleranz für Kohlenhydrate ist individuell sehr verschieden, sie kann von 30 Gramm bis 80 Gramm täglich reichen. Dr. Atkins setzt ebenfalls auf eine verstärkte Zufuhr ungesättigter Fettsäuren, besonders auf Omega-3-Fettsäuren aus Fisch, doch auch gesättigte Fette aus Eiern und rotem Fleisch dürfen als Energieträger bedenkenlos verzehrt werden. Besonders die »Einleitungsphase« der Atkins-Diät kann auch bei der Anabolen Diät Verwendung finden, etwa wenn zunächst vermehrt Körperfett abgebaut werden soll, oder wenn anschließend eine gesteigerte Fettverbrennung geplant ist.

Dr. Michael und Mary Dan Eades »Protein Power Plan« gleicht sehr der Atkins-Diät. Der Verdienst der Eades besteht vor allem darin, den wissenschaftlichen Unterbau der ketogenen Diät und deren Akzeptanz mit ihrem Buch »Protein Power« entscheidend gestärkt zu haben. Sie unterscheiden in der sog. Einleitungsphase zwischen Personen, die weniger als 20% Körperfett aufweisen, und solchen, deren Körperfettanteil darüber liegt. Bei Ersteren wird die Kohlenhydratzufuhr zunächst auf bis zu 50 Gramm täglich reduziert, bei Letzteren auf bis zu 30 Gramm. Ist der gewünschte Körperfettanteil erreicht, so dürfen Schritt für Schritt mehr Kohlenhydrate verzehrt werden, bis die Gewichtsabnahme gestoppt ist. Ein interessantes (und sehr praxisgerechtes) Detail des »Protein Power Plans« sind die sog. Diätferien, wo Sie über einige Tage durchaus »normal« essen können, den Kohlenhydratüberschuß (sowie die Gewichtszunahme) danach aber durch einige Tage in strikter Ketose (also mit weniger als 30 Gramm Kohlenhydraten pro Tag) wieder ausgleichen.

Die »Anabolic Diet« nach DiPasquale unterscheidet sich von den vorhergehenden Modellen durch eine strikte Kohlenhydratbeschränkung in den ersten 5–6 Wochentagen, die in den folgenden 1–2 Tagen von einer verstärkten Kohlenhydratzufuhr abgelöst wird. Der Fettanteil bei der Anabolen Diät liegt mit bis zu 70% an den Wochentagen besonders hoch; selbst an den Kohlenhydrat-Tagen müssen noch wenigsten 40% der Kalorien (besser mehr) in Form von Fett zugeführt werden. Damit bringt die Anabole Diät dem Sportler sozusagen das Beste aus beiden Welten; strikte Kohlenhydratreduktion und Ketose, sowie Kohlenhydrat-/Insulinüberschuß werden gezielt eingesetzt.

Die ketogene Diät ist also nicht nur eine reine Bodybuilding-Diät, sie kann in abgewandelter Form auch in längeren Trainingspausen, oder auch ganz ohne Training eingesetzt werden. Allerdings gilt es zu beachten, daß die Ketose (und der damit erzielte Fettverlust) durch verstärkte körperliche Aktivität sehr viel schneller erreicht wird.

Wer profitiert nun am meisten von einer ketogenen Diät? Wir wissen bereits, daß die vorteilhafte Verstoffwechselung von Fetten als Energieträger in unseren Genen festgeschrieben ist. Seit dem Aufkommen des Ackerbaus ergänzen Kohlenhydrate verstärkt unsere Ernährung. Die Evolution ist aber nicht gestoppt; sie geht ungebremst weiter. Eine genetische Anpassung an veränderte Lebensumstände braucht lange Zeit; man geht davon aus, daß es etwa noch einmal 8000–10.000 Jahre dauert, bis eine weitgehende Adaption an Kohlenhydrate erfolgt ist. Diese Anpassung erfolgt auch nicht in allen Bevölkerungsteilen gleichmäßig, sondern geschieht vielmehr sprunghaft. Einige Menschen (und deren Nachkommen) passen sich schneller an als andere. Die evolutionäre Gewöhnung an Kohlenhydrate ist daher bei manchen Menschen bereits vollzogen, während andere sich noch auf dem Weg dahin befinden.

Dem entsprechend geht man heute davon aus, daß die Anpassung bei etwa 25% Prozent der Menschen bereits weitgehend vollzogen ist. Bei ihnen zieht der Kohlenhydratverzehr kaum Probleme nach sich. Diese Menschen reagieren weder mit einer erhöhten Insulinausschüttung, noch entwickeln sie eine Hyperinsulinämie im Laufe ihres Lebens. Entsprechend liegt ihr Risiko für Übergewicht und Herz-Kreislauf-Krankheiten vergleichsweise niedrig. In diese Gruppe fallen jene Glücklichen, die alles in großen Mengen essen können, ohne zuzunehmen. Im Kraftsport müssen diese Leute allerdings um jedes Gramm Muskelmasse kämpfen. Ihr Stoffwechsel läuft so optimal, daß sie Schwierigkeiten haben, Muskelmasse aufzubauen. Eine ketogene Diät mit ihren proteinschonenden Wirkungen und reichlich Kalorien in Form von Fett und Protein erleichtert ihnen den Muskelaufbau. Der oft lästige Verzehr großer Nahrungsmengen wird durch eine ketogene Diät ebenfalls überflüssig; sie bietet eine hohe Kaloriendichte.

Am anderen Ende der Skala sind jene Menschen einzuordnen, die sich bisher kaum an Kohlenhydrate angepaßt haben. Ihr Anteil an der Bevölkerung beträgt ebenfalls etwa 25%. Sie reagieren mit einem sehr viel höheren Insulinausstoß und ihr Risiko für die Entwicklung einer Hyperinsulinämie liegt sehr hoch. Die meisten Übergewichtigen zählen zu dieser Gruppe. Das erklärt auch, warum gerade diese Leute bei »normalen« Kalorienmengen schnell zunehmen. Selbst eine kalorienreduzierte, kohlenhydratreiche Diät hilft ihnen oft nur wenig. Für diese Menschen eignet sich die ketogene Diät optimal. Sie können endlich ohne Hungergefühl leben, dabei aber trotzdem effektiv Fett abbauen. Für die Gesundheitsvorsorge im Hinblick auf das erhöhte Risiko später Diabetes oder Herz-Kreislauf-Krankheiten zu entwickeln, ist die ketogene Diät ebenfalls bestens geeignet.

Die 50% zwischen diesen beiden Gruppen reagieren unterschiedlich stark auf Kohlenhydrate. Sie alle weisen aber keine optimale Verstoffwechslung von Kohlenhydraten auf. Das äußert sich in jungen Jahren nicht unbedingt in starkem Übergewicht, doch das Risiko, im Alter darunter und an Herzkrankheiten zu leiden, ist durchaus vorhanden. In diese Gruppe fallen all jene, die eine lästige »Rolle« in der Bauchregion aufweisen. Mit einer konventionellen Diät ist diesem hartnäckigen Bauchspeck nur schwer beizukommen. Zusammen mit der vorher genannten Gruppe haben die Menschen aus dieser Gruppe ein Problem mit kohlenhydratbetonten Diäten: Auch sie sind damit fast immer zum Scheitern verurteilt, da ihre verstärkte Insulin-Antwort auf Kohlenhydrate für eine vermehrte Fettspeicherung und zur Blockade von Glucagon zur Fettverbrennung sorgt. Für sie ist eine ketogene Diät die richtige Ernährung.

Es gibt allerdings auch Ausnahmen von der Regel. Manche Menschen verfügen über einen so effizienten Stoffwechsel, daß selbst die Umstellung auf Fett als Hauptenergieträger keinen großen Fettverlust mit sich bringt. Diese Leute müssen selbst bei einer ketogenen Diät die Kalorien reduzieren, um den gewünschten Fettabbau zu erzielen. Doch selbst eine ketogene Diät, die weniger Kalorien als eine normale Ernährung liefert, wird als nicht so unangenehm empfunden, wie eine kohlenhydratreiche, fettarme Diät. Wenn Sie also zu jenen Leuten gehören, die auch bei einer ketogenen Diät auf Kalorien achten müssen, dann sollten Sie sich sportlich betätigen. Sport, besonders das Bodybuilding, ermöglicht Ihnen den Aufbau von fettfreier Körpersubstanz, sprich Muskelmasse. Muskeln sind aktives Gewebes und verbrauchen Energie. Mehr Energieverbrauch erlaubt eine größere Nahrungszufuhr und einen gesteigerten Abbau von Körperfett zur Energiegewinnung durch die Erhöhung des sog. Grundumsatzes. So erreichen Sie schneller einen schlanken Körper und dürfen dabei auch mehr essen, ohne fürchten zu müssen, wieder Fett anzusetzen.

*

»Mit der Nahrung aufgenommenes Fett
senkt die Fettproduktion (Lipogenese) in der Leber.
Schon wenn Sie mehr als 10% Fett verzehren, wird
die Umwandlung von Kohlenhydraten in Fett verringert.«

Larry S. Hobbs

»Die Anabole Diät steigert die Produktion und den Verbrauch von Testosteron, Wachstumshormon und Insulin – ohne Medikamente.«

Dr. Mauro DiPasquale

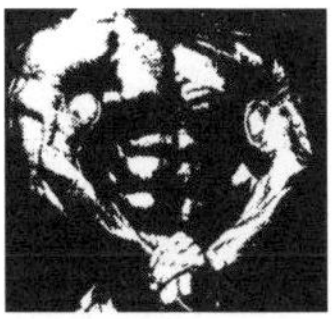

Die Anabole Diät im Bodybuilding

von Stephan Korte

Sie wissen nun, was sich hinter dem Begriff Anabole Diät verbirgt und wie sie sich auf den Körper auswirkt. Lassen Sie mich nun ihre zahlreichen Vorteile aufzeigen, von denen Sie als Bodybuilder profitieren können.

Wenn wir einen Blick zurück in die Geschichte des Bodybuildings werfen, stellen wir fest, daß die Anabole Diät eigentlich nichts Neues ist. Schon in den sechziger Jahren ernährten sich die Bodybuilder vorwiegend von Fleisch, mit nur geringen Mengen Kohlenhydraten. Der hohe Fleischverzehr ging mit einem hohen Fettverzehr einher. Und schon damals, vor über dreißig Jahren, gab es einige sehr muskulöse Bodybuilder. Nachdem in den siebziger und achtziger Jahren die kohlenhydratreiche und fettarme Ernährung im Bodybuilding dominierte, verschaffte der kanadische Sportmediziner Dr. Mauro DiPasquale der »klassischen« Bodybuilding-Diät neue Popularität. Mit der »High Fat Diet« (so hieß sein Buch, ehe es in »Anabolic Diet« umbenannt wurde) sorgte er für Aufsehen; leider auch für viel Kopfschütteln.

Dr. DiPasquale war zu jener Zeit medizinischer Berater des neu gegründeten Profi-Bodybuildingverbandes WBF (World Bodybuilding Federation). Ziel dieser Organisation war es, das Profi-Bodybuilding salonfähig und Bodybuilder zu anerkannten Sportlern zu machen. Doch dazu mußte erst einmal das Drogenproblem angegangen werden. Die WBF entschloß sich kurzerhand Dopingtests auch außerhalb von Wettkämpfen durchzuführen. Das bedeutete für die beteiligten Athleten: Keine Steroide mehr.

Mit seiner »High Fat Diet« bot Dr. DiPasquale den Athleten eine geeignete Möglichkeit, ihren Körper auf natürliche Weise in Form zu bringen. Natürlich versprach er von vornherein keine so dramatischen Erfolge, wie sie mit Megadosen anaboler Steroide zu erreichen sind, doch bot seine Diät eine echte Alternative – und zwar die einzige, denn die Bodybuilder der WBF wurden auf Steroide getestet.

Obwohl Dr. DiPasquale immer wieder betonte, daß es einiger Zeit bedürfe, bis ein Bodybuilder von den positiven Auswirkungen seiner Ernährungsstrategie profitieren würde, war sein Vorhaben nicht von Erfolg gekrönt. Wer Steroide nach jahrelangem Gebrauch von einem auf den anderen Tag absetzt und denkt, daß er den Leistungsabfall mit einer veränderten Ernährung auffangen kann, der irrt. Bis der Körper die negativen Auswirkungen von Steroiden auf den Organismus ausgleichen kann (am schlimmsten dabei die nachhaltige Störung des Hormongleichgewichts), dauert es oft viele Monate. Manchmal, etwa nach langem Dauergebrauch von Steroiden, ist sogar die Fähigkeit der Hoden Testosteron zu produzieren für immer unterbunden. Die Anabole Diät kann nicht als alleinige Therapie für jahrelangen Steroidmißbrauch dienen. Langfristig sind ihre Vorteile aber durchaus mit denen anaboler Steroide vergleichbar - ohne Nebenwirkungen und Leistungsverlust nach dem Beenden einer »Kur«.

Dr. DiPasquales Aufgabe, die Athleten »steroidfrei« vorzubereiten, schlug damals fehl, da die beteiligten Bodybuilder sich einerseits nicht strikt an seine Anweisungen hielten (viele konnten sich einfach nicht vorstellen, daß eine kleine Kohlenhydratmahlzeit »zwischendurch« den Erfolg gefährdet), andere waren einfach zu ungeduldig. Ebenso wie ihre Athleten konnte auch die WBF ihre Ziele nicht erreichen und der Rest ist Geschichte – heute gibt es keine WBF mehr.

Doch die »High Fat Diet« hat überlebt und in den USA gibt es mittlerweile Tausende von Bodybuildern, die sich danach ernähren. Mit dem vorliegenden Buch erhalten auch Sie die Möglichkeit, die zahlreichen Vorteile dieser umstrittenen, aber wissenschaftlich belegten Ernährungsform zu nutzen.

Massezuwachs durch Stimulation körpereigener Hormone

Mit der Anabolen Diät schaffen Sie ähnliche Voraussetzungen für den Aufbau von fettfreier Muskelsubstanz, wie bei der Einnahme anaboler Steroide. Die Anabole Diät sorgt für hohe Spiegel der körpereigenen anabolen Hormone, allen voran Testosteron, Wachstumshormon und Insulin. Alle drei sind für den Aufbau von Muskelsubstanz unverzichtbar. Mit der Anabolen Diät nutzen Sie die Wirkungen und Vorteile der einzelnen Hormone maximal aus. In der Theorie ist das nicht ganz einfach, denn die Konzentrationen dieser Hormone sind voneinander abhängig. Steigt Insulin an, verursacht durch einen hohen Blutzuckerspiegel, sinkt Wachstumshormon, und umgekehrt. Beide Hormone können nicht zur gleichen Zeit in hohen Konzentrationen vorliegen. Um maximalen Muskelaufbau zu erreichen ist es notwendig, daß diese Hormone zur richtigen Zeit in hohen Konzentrationen vorliegen.

Insulin wird benötigt, um über die Nahrung aufgenommene Nährstoffe wie Aminosäuren und Glucose in die Muskelzellen zu befördern und diese so mit den notwendigen Bausteinen für Wachstum zu versorgen. Zuviel Insulin führt aber zur gesteigerten Einlagerung von Nahrungsfett und Glucose in die Fettzellen und damit zu einer Erhöhung des Körperfettanteils – ein Risiko, das die Anabole Diät an den kohlenhydratreduzierten Tagen zuverlässig ausschließt. Sie nutzen die Vorteile des Insulins nur an ein bis zwei Tagen, nämlich dann, wenn Sie Ihre Muskeln mit Kohlenhydraten aufladen. Der so ausgelöste Insulin-Überschuß schleust Glucose vorrangig in Ihre Muskelzellen, statt sie in den Fettzellen einzulagern. Durch Ihr Training haben Sie in den vorhergehenden Tagen die Kohlenhydratspeicher in Muskeln und Leber stark erschöpft. Eine kurzfristige Zufuhr von Kohlenhydraten führt jetzt dazu, daß der Körper die Glycogenspeicher zunächst wieder komplett auffüllt, ehe er dazu übergeht, die Fettzellen zu vergrößern. An den kohlenhydratreduzierten Tagen (ohne Insulin) profitieren Sie von erhöhten Wachstumshormon- und Testosteronspiegeln.

An den kohlenhydratfreien Tagen ist Ihr Wachstumshormonspiegel aufgrund des niedrigen Insulinspiegels erhöht. Ohne Kohlenhydrate steigt der Wachstumshormonspiegel auf maximale Werte und stimuliert so den Aminosäurentransport in die Muskelzellen. Darüber hinaus regt Wachstumshormon die Proteinsynthese an. Der Muskel wächst durch Zellvermehrung (Hyperplasie) und eine Vergrößerung der Muskelzellen (Hypertrophie). Der Fettabbau wird durch Wachstumshormon ebenfalls stimuliert, indem verstärkt Fettsäuren zur Energiegewinnung herangezogen werden.

Dabei machen Sie sich eine paradoxe Eigenschaft des Organismus zunutze. In Stress-Situationen reagiert der Körper mit einer verstärkten Wachstumshormonauschüttung. Dieser Schutzmechanismus dient dazu, den durch den Stress hervorgerufenen Energiebedarf zu decken. Der Körper mobilisiert die Energiereserven Glycogen und Körperfett. Stress kann durch unterschiedlichste Art hervorgerufen werden. Training z.B. bedeutet Stress für den Körper und regt die Wachstumshormonproduktion an. Bei der Anabolen Diät stellt die 1–2 tägige Kohlenhydrat-Aufladephase am Wochenende ebenfalls eine extreme Stress-Situation für den Körper dar. War die Insulinproduktion in den vergangenen 5–6 Tagen fast gleich Null, so produziert der Körper jetzt ein Übermaß an Insulin. Eine Stress-Situation, die dazu führt, daß der Körper trotz eines hohen Insulinspiegels auch vermehrt Wachstumshormon ausschüttet. Sie verfügen also zeitgleich über einen hohen Spiegel an beiden Hormonen und damit über optimale Voraussetzungen für den Muskelaufbau in der Kohlenhydratphase.

Der hohe Fettverzehr bei der Anabolen Diät steigert die körpereigene Testosteronproduktion. Sämtliche Androgene, und dazu gehört auch Testosteron, werden aus der Vorstufe Cholesterin gebildet. Rotes Fleisch und Eier, Lebensmittel von denen Sie sich bei der Anabolen Diät vorwiegend ernähren, sind hervorragende Cholesterinlieferanten. Die Vorteile eines erhöhten Testosteronspiegels sind weitreichend bekannt, daher werde ich an dieser Stelle nicht weiter darauf eingehen. Nur soviel sei festgehalten: Testosteron hilft Ihnen, sich nach dem Training schneller zu regenerieren, läßt Sie aggressiver trainieren, steigert die Stickstoffaufnahme im Muskel – kurz gesagt: Testosteron sorgt für den Aufbau von Muskelmasse, Kraft und Definition.

Hemmung kataboler Hormone

Neben der Maximierung körpereigener anaboler Hormone wie Insulin, Wachstumshormon und Testosteron erreichen Sie noch eine weitere wichtige Voraussetzung für optimalen Muskelaufbau: Die Anabole Diät hemmt katabole Hormone, allen voran das Cortisol. Die Cortisolproduktion wird bei Bodybuildern vorwiegend durch zwei Stressfaktoren ausgelöst: Durch die intensive Trainingsbelastung und durch stark kalorienreduzierte Diäten, die eine sog. Gluconeogenese (Abbau von Muskelprotein zur Energiebereitstellung) hervorrufen.

Bei einer kohlenhydratreichen, fettarmen Ernährung lassen sich diese katabolen Vorgänge nur zum Teil durch Kohlenhydratzufuhr beeinflussen. Die Fachliteratur empfiehlt direkt nach dem Training ausreichend Kohlenhydrate und Eiweiß zuzuführen. Auf diese Weise können Sie die Bildung von Glucose aus Muskelprotein (Gluconeogenese) und den damit einhergehenden Muskelabbau zwar vermindern, aber nicht völlig ausschließen. Denn wann immer der Körper Energie benötigt, greift er auf die zur Verfügung stehenden Energiequellen zurück, einschließlich des Muskelproteins.

Mit der Anabolen Diät gehört dieses Problem der Vergangenheit an. Die optimale Steuerung der körpereigenen Hormone verringert die katabolen Phasen auf ein Minimum. Der erhöhte Wachstumshormon- und Testosteronspiegel sorgt auch nach dem Training für einen anabolen Zustand, ohne daß der Körper gezwungen ist, mit einer durch Cortisol ausgelösten Gluconeogenese Blutzukker herzustellen. Ihr Körper muß also kein Muskelprotein mehr in Glucose umwandeln. Statt dessen nutzt er freie Fettsäuren aus der Nahrung und die Körperfettreserven zur Energieversorgung. Darüber hinaus hemmen die Ketonkörper D-beta-Hydroxybuterat und Acetoacetat, die bei der Anabolen Diät als Hauptenergiequelle des Körpers dienen, den Abbau von Muskelprotein.

Aus eigener Erfahrung weiß ich, daß es sich hierbei nicht nur um einen Vorteil handelt, der Ihnen hilft, den katabolen Zustand nach dem Training erheblich zu verkürzen, sondern auch um einen sehr praktischen Umstand: Bevor ich mit der Anabolen Diät begonnen habe, hielt ich mich im Anschluß an mein Training strikt an ein Ritual. Unmittelbar nach der letzten Übung ging ich in den Umkleideraum und nahm einen Aminosäuren-Drink mit Kohlenhydraten zu mir. Schließlich mußten die Proteinverluste wieder ausgeglichen und die Kohlenhydratspeicher aufgefüllt werden. Eine Viertelstunde später aß ich dann eine Banane und trank einen Protein-Shake dazu.

Eine, wie Sie sich denken können, nicht immer angenehme Prozedur. Wer freut sich nach einem anstrengenden Beintraining, bei dem einem das Mittagessen hochkommt, schon auf einen seltsam schmeckenden Aminosäuren-Drink? Seit ich nach der Anabolen Diät lebe, ist das vorbei. Ich weiß, daß sich mein Körper auch ohne Protein- und Kohlenhydrat-Shakes direkt nach dem Training in einem anabolen Zustand befindet und ich kann mich ganz nach meinem Gefühl richten. Manchmal nehme ich erst zwei Stunden nach dem Training wieder eine Mahlzeit zu mir.

Die Anabole Diät kann auch als »antikatabole Diät« bezeichnet werden. Sie ermöglicht Ihnen, gleichzeitig mehr Muskelmasse aufzubauen und den Abbau von Muskelprotein durch Cortisol und die damit verbundenen katabolen Zustände zu verringern. Ein Vorteil, den Ihnen eine fettarme, kohlenhydratreiche Ernährung nicht bieten kann. Bei der herkömmlichen Ernährung können Sie die anabolen Hormone nicht steuern, sondern sind ihren täglich Schwankungen unterworfen. Nach jeder Mahlzeit produziert Ihre Bauchspeicheldrüse vermehrt Insulin, die Wachstumshormonausschüttung wird für einige Zeit gehemmt und im schlimmsten Fall lagern Sie überschüssige Glucose sogar in den Fettzellen ein und erhöhen Ihren Körperfettanteil — etwas, was Sie mit Ihrer fast fettfreien Ernährung eigentlich vermeiden wollten.

Fettabbau ohne Muskelverlust

Viele meinen immer noch »Fett mache fett«. Es ist an der Zeit, diese Aussage ein wenig kritischer zu betrachten. Tatsache ist: Je weniger Fett Sie mit der Nahrung aufnehmen, desto mehr ist der Körper bestrebt, Fett zu speichern. Je weniger Fett Sie verzehren, desto stärker tritt dieser Schutzmechanismus in Aktion.

Eine fettarme, kohlenhydratreiche Ernährung unterstützt das besonders stark. Ihr Körper erkennt einen vermeintlichen Mangel und ist bestrebt, Fett zu speichern. Nach jeder Mahlzeit steigt Ihr Insulinspiegel an: Fett wird gespeichert und gleichzeitig der Abbau von Körperfett gehemmt. Im Rahmen der Schonung der körpereigenen Fettreserven wird auch die Produktion fettspaltender Enzyme (Lipasen) heruntergefahren. Mit der Anabolen Diät dagegen schaffen Sie andere Voraussetzungen. Sie nehmen ausreichend Fett mit der Nahrung auf, Ihr Körper erkennt den »Überfluß« und es kommt zu einer Aktivierung zahlreicher Vorgänge, die eine Fettspeicherung hemmen und den Fettabbau beschleunigen. Mit einer mehrwöchigen Umstellungsphase können auch Sie Ihren Körper von »Kohlenhydratverbrennung« auf »Fettverbrennung« umprogrammieren.

Für den beschleunigten Fettabbau bei der Anabolen Diät sorgt eine andauernde Lipolyse (Spaltung von Triglyzeriden in Glyzerin und freie Fettsäuren). Die Anabole Diät sieht einen hohen Fettanteil (bis zu 70% der Gesamtkalorienzufuhr) in der täglichen Ernährung vor. So werden zahlreiche lipolytische (fettverbrennende) Enzyme (Esterasen/Lipasen) aktiviert. Zusammen mit dem gespeicherten Fett steht dem Körper eine sehr ergiebige Energiequelle zur Verfügung, die er in Form von Ketonkörpern bereitwillig akzeptiert. Die Energieversorgung mit Ketonkörpern hat beachtenswerte Vorteile für den Bodybuilder:

- Sie nutzen Ihr Körperfett als Energiequelle, indem Triglyzeride (Körperfett) in freie Fettsäuren und dann in Ketonkörper umgewandelt werden. Der Fettabbau wird so beschleunigt.
- Dieser Vorgang ist nicht umkehrbar: Überschüssige Ketonkörper können nicht wieder in Fettsäuren umgebaut werden; sie werden vielmehr über den Urin und mit dem Schweiß ausgeschieden.

- Sie bauen verstärkt Fett an den Problemzonen ab, die bei einer normalen Diät schlecht ansprechen, wie etwa der lästige Hüftspeck beim Mann und die Fettdepots an Bauch, Hüften und Oberschenkeln bei der Frau. Das ist auf den niedrigen Insulinspiegel und die verstärkte Glucagonaktivität zurückzuführen.

Lassen Sie uns noch einmal auf den Umstand zurückkommen, daß Ketose die Umwandlung von Aminosäuren in Glucose verlangsamt und damit den Abbau von Muskelprotein (Katabolie) verringert. Bei einer kohlenhydratreichen, fettarmen Diät läßt sich der Abbau von Muskelsubstanz nicht vermeiden. Das führt gleichzeitig zu einem verlangsamten Fettabbau. Der Verlust an fettfreier Körpermasse, sprich Muskeln, bremst den Stoffwechsel und erschwert den Diäterfolg. Sie müssen die Nahrungszufuhr weiter einschränken, um abzunehmen.

Der Gewichtsverlust bei einer kohlenhydratreichen, fettarmen Diät besteht zu 60% aus Körperfett und zu 40% aus Muskelmasse; eine leidige Tatsache, mit der sich um Definition bemühte Bodybuilder konfrontiert sehen. Sie bauen zwar ausreichend Körperfett ab und definieren ihre Muskeln, aber diese Muskeln »schmelzen« buchstäblich dahin.

Ich habe diese Erfahrung selbst gemacht, als ich mich auf eine Operation vorbereiten mußte. Die nette, aber resolute Ärztin bat mich gleich bei der Eingangsuntersuchung, mindestens 10 Kilo abzunehmen, um meinen Körperfettanteil zu reduzieren. So würde die Operation erleichtert und die zurückbleibende Narbe kleiner ausfallen. Leider verfügte ich damals noch nicht über meinen heutigen Wissensstand und so tat ich das, was die meisten von Ihnen für richtig halten würden: Ich verbannte sämtliches Fett aus meiner Ernährung und beschränkte mich fortan auf gekochten Fisch, Reis, Putenfleisch und ein wenig Brokkoli. Vier Wochen später hatte sich mein Körper drastisch verändert. Mit Freude registrierte die Ärztin meinen geringen Gewichtsverlust, mit Tränen in den Augen blickte ich auf meine schmalen Schultern und die dünnen Beine. Ich hatte 9 Kilo abgenommen und meinen Körperfettanteil drastisch reduziert – doch wo waren meine Muskeln geblieben?

Die Anabole Diät ist auf diesem Gebiet nicht zu schlagen. Dr. DiPasquale stellt fest, daß bei einer ketogenen Diät der Fettverlust 90% und der Muskelverlust nur 10% beträgt. Selbst wenn Sie Ihre Kalorienzufuhr dabei stark einschränken, verlieren Sie viel weniger Muskelmasse als bei einer herkömmlichen Diät. Die Anabole Diät ist also optimal für die Vorbereitung auf einen Bodybuilding-Wettkampf geeignet, denn sie liefert Ihnen ausreichend Nahrungsfett, das Sie vor dem Verlust Ihrer hart erarbeiteten Muskeln schützt.

Gesteigerte Kraft- und Ausdauerleistung

Die Tatsache, daß Sie mit der Anabolen Diät weniger Muskelsubstanz abbauen, bietet noch weitere Vorteile. Für die meisten Bodybuilder ist der Abbau von Körperfett stets auch mit einem Kraftverlust verbunden (kein Wunder, wenn der Gewichtsverlust zu 40% auf verlorene Muskelmasse zurückzuführen ist). Allein der Gedanke an eine bevorstehende Wettkampfdiät läßt viele Bodybuilder schon zu leichteren Gewichten greifen. Bei der Anabolen Diät schützen Sie selbst bei einer strengen Kalorienreduktion Ihre Muskelsubstanz. Das bedeutet weniger Kraftverlust als bei herkömmlichen Diäten, höhere Gewichte beim Training und, je nach Leistung, einen Muskelaufbau selbst während der kalorienreduzierten ketogenen Diät!

Adenosintriphosphat (ATP) dient als erste Energiequelle für jede Muskelarbeit. Wann immer Sie Ihre Muskeln einsetzen, atmen, ja sogar für die Funktion des Gehirns benötigen Sie ATP. Nach gängiger Auffassung benötigt der Mensch Glucose aus dem Blut und Glycogen (in Leber und Muskulatur gespeicherte Glucose) für die Bereitstellung von ATP. Dazu wäre eine kohlenhydratreiche Ernährung notwendig. Die wenigsten wissen aber, daß auch Fett und Protein als Quelle für die Bereitstellung von ATP dienen können. Beide Makronährstoffe können Glucose zu großen Teilen bei der ATP-Bereitstellung ersetzen. Sie verfügen also auch ohne Kohlenhydrate über genügend Energie für intensive Trainingseinheiten.

Durch den hohen Fleischanteil der Anabolen Diät nehmen Sie auch viel Creatin auf. Creatin liefert energiereiche Phosphate für die Bildung von ATP (Adenosintriphosphat), der Hauptenergiequelle jeglicher Muskelkontraktion.

Die Anabole Diät verbessert Ihre muskuläre Ausdauerleistung. Eine so gestärkte Kondition ermöglicht es, auch den letzten Satz einer Übung noch mit hoher Intensität zu trainieren. Für Ausdauerleistungen braucht der Sportler angeblich Kohlenhydrate. Je voller die Glycogenspeicher der Muskulatur, desto länger sollen die Muskeln arbeiten. Wer zuwenig Kohlenhydrate zuführt, muß demnach mit Leistungseinbußen rechnen. Auf dieser Grundlage basiert die Kohlenhydrataufladung der Ausdauersportler vor einem Wettkampf. Sie entleeren die Glycogenspeicher über einige Tage hinweg durch eine kohlenhydratarme Ernährung und intensive Ausdauer-Trainingseinheiten. Anschließend ruhen sie und laden die Glycogenspeicher durch kohlenhydratreiche Ernährung wieder auf. Ziel ist es, die Glycogenspeicher »übervoll« zu laden (Superkompensation) und so die muskuläre Ausdauer zu verbessern. Sind diese gespeicherten Kohlenhydrate aber erst einmal verbraucht, nehmen auch bei herkömmlicher Ernährung Fettsäuren ihren Platz ein. Oder glauben Sie etwa, daß sich die »Tour de France« allein mit übervollen Glycogenspeichern gewinnen läßt? Ein

Gramm Fett liefert mehr als doppelt so viele Kalorien wie ein Gramm Kohlenhydrate. Bei der Anabolen Diät verzichten Sie weitgehend auf Muskelenergie aus Glucose und nutzen stärker die effektivste Energiequelle des Körpers: Fett.

Wenn Sie sich kohlenhydratreich und fettarm ernähren, ist Ihr Körper nicht in der Lage, seine Fettreserven sofort zu nutzen. Ist das Glycogen verbraucht, wird er Muskelprotein in Glucose umwandeln. Der Energiebedarf wird dann zu 50% mit Protein und 50% mit Fett gedeckt.

Nicht so bei der Anabolen Diät. Ihr Körper ist nach der »Umstellungsphase« auf Fettverbrennung programmiert und in der Lage, freie Fettsäuren aus der Nahrung und Depotfett viel effektiver zur Energiebereitstellung zu nutzen. Ein Vorteil, der die Effektivität Ihres aeroben Trainings enorm verbessert. Bei körperlicher Aktivität verbrennen Sie sofort Fett. Das hat zur Folge, daß Sie sich nicht mehr stundenlang auf dem Ergometer, Laufband oder auf dem Stepper abmühen müssen, um in die Fettverbrennung zu kommen. Schon kurze aerobe Trainingseinheiten bauen sehr effektiv Fett ab.

Gut in Form – das ganze Jahr über

Da es sich bei der Anabolen Diät um eine dauerhafte Ernährungsumstellung handelt und nicht um eine kurzfristige Diät, wird es Ihnen nicht schwerfallen, sich das ganze Jahr über in Topform zu präsentieren. Sie können einen Körperfettanteil von 10% oder weniger problemlos halten und trotzdem kontinuierlich Muskeln aufbauen. Die gängige Methode mit vielen Kohlenhydraten und wenig Fett sieht dagegen mehrere Aufbauphasen vor, in denen ein Bodybuilder unter Umständen 20 Kilo oder mehr zunimmt. Ein großer Teil dieser Gewichtszunahme besteht aus Fett. Das läßt einen Bodybuilder in Kleidung zwar recht massiv aussehen, darunter aber verbirgt sich in den meisten Fällen ein Körper, der von der Wettkampfform noch weit entfernt ist.

Erleichterte Wettkampfvorbereitung

Da Sie Ihren Körperfettanteil mit der Anabolen Diät auch außerhalb der Wettkampfsaison problemlos bei etwa 10% halten können, fällt es Ihnen entschieden leichter, in Wettkampfform mit 3–4% Körperfett zu kommen. Dazu müssen Sie Ihre Ernährung nicht einmal gravierend verändern. Eine Reduzierung der täglichen Gesamtkalorienzufuhr und die Aufnahme aeroben Trainings reicht in den meisten Fällen schon aus. Sie können nach wie vor auf jene Lebensmittel zurückgreifen, die Sie bisher auch verzehrt haben. Und am Wochenende können Sie immer noch richtig schlemmen. Welche andere Diät erlaubt Ihnen Pommes Frites, Pizza oder Sahnetorte in der Wettkampfvorbereitung?

Mit der Anabolen Diät wird Ihnen die Wettkampfvorbereitung nicht nur leichter fallen, Sie wird auch erheblich kürzer. Wer seine Wettkampfvorbereitung mit einem Körperfettanteil von 15% oder mehr beginnt, der braucht natürlich mehr Zeit als jemand, der nur 10% aufweist. Aus zahlreichen Gesprächen mit Bodybuildern weiß ich, daß einige bis zu 6 Monate »auf Diät sind« (richtig, das bedeutet ein halbes Jahr Verzicht auf viele schöne Dinge). Ein Zeitraum, den Sie mit der Anabolen Diät, vorausgesetzt Sie halten Disziplin (aber das müssen Sie bei der anderen Methode ja auch), durchaus auf 4–6 Wochen reduzieren können. Nicht schlecht, oder?

Die Anabole Diät erlaubt Ihnen überdies, das Aufladen mit Kohlenhydraten vor dem Wettkampf jedes Wochenende zu üben. Bei 1–2 Wettkämpfen pro Jahr führen Sie die Kohlenhydrataufladung sonst nur wenige Male durch. Sie verfügen daher auch nur über wenig Erfahrung damit. Wenn Ihnen kein kompetenter Berater zur Seite steht, sind Probleme schon vorprogrammiert. Ich habe schon einige Bodybuilder gesehen, die vor dem Aufladen in Topform waren, danach aber eher an das Michelin-Männchen erinnerten, als an einen definierten Wettkämpfer.

Bei der Anabolen Diät ist das Aufladen mit Kohlenhydraten fester Bestandteil eines Wochenzyklus. Innerhalb eines Jahres durchlaufen Sie diesen Prozeß 52mal. Auf diese Weise können Sie reichlich Erfahrungen sammeln. In der Wettkampfvorbereitung wissen Sie dann genau, was Sie zu tun, und was Sie zu lassen haben. Sie kennen die Lebensmittel, die Ihnen helfen, Ihre Muskeln optimal aufzuladen. Gleichzeitig haben Sie gelernt, solche Lebensmittel zu meiden, die zu einer vermehrten Wassereinlagerung unter der Haut führen. Böse Überraschungen sind damit so gut wie ausgeschlossen und Sie erreichen Ihre Wettkampfform genau dann, wenn es darauf ankommt: am Wettkampftag.

Kontinuierlicher Muskelaufbau

Durch die hohen Spiegel von Testosteron und Wachstumhormon, ebenso wie durch die Hemmung der katabolen Hormone, befinden Sie sich das ganze Jahr über in einem anabolen Zustand. So bauen Sie kontinuierlich Muskeln auf, statt phasenweise, wie etwa in kohlenhydratreichen Aufbauphasen der konventionellen Ernährung. Mit der Anabolen Diät können Sie sich von Wettkampf zu Wettkampf verbessern (was viele Bodybuilder zwar planen, aber nicht immer realisieren können).

Wir alle kennen Bodybuilder, und vielleicht gehören Sie selbst dazu, die sich schon seit Jahren kaum verbessert haben. Sie treten Jahr für Jahr mit dem gleichen Gewicht bei Wettkämpfen an. Den Grund dafür kennen Sie jetzt: zu viele Kohlenhydrate und zuwenig Fett. Diese Bodybuilder sind in einem Teufelskreis gefangen: Nach dem Wettkampf folgt eine Aufbauphase, in der haufenweise Kohlenhydrate verzehrt werden. Das Körpergewicht steigt weit über das Wettkampfgewicht an. Sie kennen das: Sie werden massiger, stärker und fühlen sich wohl. Natürlich haben Sie in dieser Phase Muskeln aufgebaut. Leider aber auch soviel Fett, daß eine strikte Diät vor dem nächsten Wettkampf unumgänglich ist. In den folgenden Wochen reduzieren Sie den Fettgehalt Ihrer Nahrung auf ein Minimum - schließlich wollen Sie ja Fett abbauen. Am Ende kommen Sie wieder da an, wo Sie vor einem Jahr begonnen haben: Ihr Wettkampfgewicht hat sich kaum verändert, denn Sie haben mit Ihrer Diät nicht nur Fett, sondern auch die hart erarbeiteten Muskeln abgebaut. Ein Problem, das Sie mit der Anabolen Diät ein- für allemal beseitigen werden.

Psychische und soziale Vorteile

In der amerikanischen Sprache ist das Wort »diet« (Diät) durchaus mit positiven Aspekten verbunden, es bezeichnet nämlich eher die Ernährung allgemein, als eine radikale Diät. Wir Deutschen denken bei Diät gleich an Verzicht auf alle leckeren Speisen, auf die wir uns täglich freuen. Noch schlimmer sind die Auswirkungen im Bodybuilding, wo einige Sportler schon beim Gedanken an die nächste Wettkampfdiät zusammenschrumpfen. Ein Manko, das viele Diäten von vornherein zum Scheitern verurteilt. Dazu kommt die schlechte Anwendbarkeit der meisten Diäten. Wenn Sie sich z.B. wirklich strikt an eine fettarme Diät halten wollen, werden Sie leicht zum sozialen Außenseiter - oder haben Sie auf einer Party schon einmal enthäutete Hähnchenbrust mit gekochtem Reis (natürlich ohne Salz) und gedünstetes Gemüse angeboten bekommen?

Die Anabole Diät ist eigentlich gar keine Diät, sondern vielmehr eine zeitlich unbegrenzte Ernährungsumstellung. Neben den genannten körperlichen Vorteilen ist sie den herkömmlichen Diäten besonders in der Anwendbarkeit und den damit verbundenen psychologischen und sozialen Aspekten weit überlegen. Die folgenden Fakten werden Sie überzeugen.

Die Anabolen Diät verleiht Ihnen »Flügel«, fast wie der populäre Energie-Drink. Nach einer kohlenhydrathaltigen Mahlzeit steigt der Serotoninspiegel im Gehirn stark an. Das hat zur Folge, daß Sie sich schläfrig fühlen und Ihre Konzentration nachläßt. Gerade im Bodybuilding, wo Sie fünf oder mehr Mahlzeiten pro Tag zu sich nehmen, wiederholt sich diese ungewollte »Beruhigungsphase« mehrmals täglich; Sie fühlen sich die meiste Zeit des Tages müde und abgespannt. Vor der Anabolen Diät aß ich regelmäßig Nudeln oder Reis mit Thunfisch oder Putenfleisch zu Mittag. In den folgenden zwei Stunden war ich ständig kurz davor, einzuschlafen. Mittlerweile ist das anders. Ich genehmige mir mittags eine Dose Makrelen in Öl und einen kleinen Salat und fühle mich danach tatsächlich besser als vorher.

Auch die oftmals empfohlene kohlenhydratreiche Mahlzeit vor dem Training erweist sich in dieser Hinsicht als kontraproduktiv – Sie erreichen genau das Gegenteil. Statt die Leistungsbereitschaft zu erhöhen, sorgt Serotonin dafür, daß Sie sich müde und abgespannt fühlen. Vielleicht greifen deshalb so viele Bodybuilder auf stimulierende Substanzen wie Ephedrin, Coffein und im Extremfall sogar Kokain zurück. Dabei könnten sie ihre Motivation allein durch eine Reduzierung der Kohlenhydratzufuhr steigern.

Bei der Anabolen Diät schalten Sie Serotonin weitgehend aus. Sie werden so viel aktiver. Nicht wenige Leute bekommen wegen Antriebsschwäche, Depressionen oder ähnlichen Problemen von ihrem Hausarzt ein anregendes Mittel verschrieben; als informierter Bodybuilder brauchen Sie das nicht, Sie müssen nur die Kohlenhydrate außen vor lassen. Tatsächlich wird Ihnen erst bei der Anabolen Diät so richtig bewußt, welche gravierenden Auswirkungen Kohlenhydrate auf Ihre Motivationsbereitschaft ausüben. Wenn Sie am Wochenende als erste Kohlenhydratmahlzeit ein großes Eis verzehren, dann trifft es Sie vermutlich wie ein Keulenschlag. Der so ausgelöste hohe Serotoninausstoß wirkt wie heiße Milch mit Honig: Sie möchten sich am liebsten erst einmal hinlegen. Doch abgesehen von wenigen Stunden am Wochenende fühlen Sie sich bei der Anabolen Diät allgemein munterer und energiegeladener.

Einige Bodybuilder berichten nach dem Wechsel auf die Anabole Diät sogar von gesteigerter Aggressivität. Das ist vermutlich auf den erhöhten Testosteronspiegel zurückzuführen. Ein weiterer Vorteil, der Ihnen ein intensives Training ermöglicht.

Leichte Anwendbarkeit

»Ernährungsexperten« und Bodybuilder glauben oft, je komplizierter und strikter eine Diät ausgeführt wird, desto effektiver sei sie. Eine Aussage, die mit der Anabolen Diät widerlegt wird. Denn gerade die komplizierte Anwendung und der konsequente Verzicht auf viele Lebensmittel führen dazu, daß die meisten Menschen eine Diät vorzeitig abbrechen.

Die Anabole Diät ist bedeutend einfacher durchzuhalten, als andere Ernährungsstrategien. Zwar müssen Sie für einige Tage auf liebgewonnene Lebensmittel verzichten, aber am Wochenende können Sie alles nachholen. Bei normalen Diäten müssen Sie Ihren Speiseplan konsequent zusammenstreichen, wenn Sie erfolgreich damit sein wollen, für lange Zeit. Bei der Anabolen Diät trifft das nicht zu. Sie können alles essen. Wichtig ist nur der Zeitpunkt.

Selbst diese Einschränkung ist sehr einfach gehalten. In der Woche, von Montag bis Freitag, verzehren Sie vorwiegend protein- und fettreiche Lebensmittel und verzichten auf Kohlenhydrate. Sie essen was Sie wollen, und wann Sie wollen. Auch die Kalorienzufuhr können Sie selbst bestimmen. Ganz nach Ihren Zielen, ob Sie abnehmen, zunehmen oder Ihr Gewicht halten möchten. Solange Sie sich an die Regel »viel Protein und Fett, aber keine Kohlenhydrate« halten, kann eigentlich nichts schiefgehen. Allerdings ist Disziplin auch bei der Anabolen Diät wichtig. An manchen Tagen werden Sie keinen Appetit mehr auf Eier, Fleisch oder Dosenfisch haben. Dann müssen Sie genauso hart zu sich selbst sein, wie bei jeder anderen Diät auch. Doch müssen Sie ja nur bis zum Wochenende durchhalten. Dann brauchen Sie sich keinen Vorschriften mehr zu unterwerfen und Sie können Ihren Heißhunger auf all die leckeren Sachen befriedigen. Etwas, das Sie sich bei normalen Diäten nicht erlauben können.

Auch für Ihre Umgebung wird mit der Anabolen Diät vieles einfacher. Wenn Sie z.B. am Samstag abend auf einer Grill-Party eingeladen sind, ist eine herkömmliche Bodybuilding-Diät in Gefahr. Der Gedanke an Bratwürste, Nackenkoteletts und Bier läßt Sie schon schaudern; Sie nehmen sich vor, der Versuchung eisern zu widerstehen. Die meisten Gastgeber servieren für Sie allein nun mal keine Putenfilets oder enthäutete Hähnchenbrust. Sie handeln wahrscheinlich, wie schon oft zuvor in einer derartigen Situation: Mit der Begründung »keinen Appetit« zu haben, lehnen Sie das Essen freundlich ab und genehmigen sich ein Mineralwasser. Ihre Freunde haben dafür vermutlich wenig Verständnis, für Sie gehört Verzicht aber zur Diät. Bei der Anabolen Diät haben Sie nicht mit Rechtfertigungsproblemen zu kämpfen. Im Gegenteil: Die Aufladephase am Wochenende, in der Sie alles essen können, läßt sich wunderbar mit einer Party verbinden. Egal ob Bier, Cola, Bauchspeck, Pizza oder Eiscreme – alles ist erlaubt.

Auch an den restlichen Tagen bereitet Ihnen die Anabole Diät nur wenig Probleme. In jedem Restaurant bekommen Sie Fleisch und Salat. Gedünstetes Gemüse (ohne Öl), gekochter Reis (ohne Salz) und gekochter Fisch dürften schwerer erhältlich sein.

Ein weiterer Aspekt macht die Anabole Diät besonders flexibel. Wenn Sie z.B. für einige Tage verreisen müssen und sich nicht so streng an die Vorgaben halten können – kein Problem. Sie werden dadurch nicht gleich Fett ansetzen. Den komplizierten Umstellungsprozeß von Kohlenhydrat- auf Fettverbrennung machen Sie auch mit einigen Tagen Inkonsequenz nicht gleich wieder rückgängig. Sobald Sie wieder kohlenhydratarm und fettreich essen, wird Körperfett zur Energiegewinnung verwendet. Je länger Sie sich nach den Richtlinien der Anabolen Diät ernähren, desto länger dauert es, bis sich Ihr Körper wieder auf die Kohlenhydratverbrennung umstellt.

Gesteigerte Motivation

Erfolg zieht Erfolg nach sich und erhöht das Selbstbewußtsein. Mit der Anabolen Diät stellen sich Erfolge schon nach kurzer Zeit ein. Sie bauen Fett ab und Muskeln auf, steigern Ihre Kraft und fühlen sich einfach gut.

Vorteile, die Ihnen eine kohlenhydratreiche, fettarme Ernährung, gerade in der Vorbereitung auf einen Bodybuilding-Wettkampf, nicht bieten kann. In den meisten Fällen ist genau das Gegenteil der Fall. Eine fettarme Wettkampfdiät führt neben dem Abbau von Körperfett auch zu einem Verlust an Muskelmasse, Kraft und Energie. So mancher Bodybuilder läßt dann seine Pläne sausen und bricht die Wettkampfvorbereitung ab. Er schaut in den Spiegel und sieht ein hageres Gesicht und flache Muskeln. Selbstbewußtsein und Motivation schwinden ebenso schnell, wie der Ehrgeiz, am Wettkampf teilzunehmen.

Nachteile, die sich mit der Anabolen Diät vermeiden lassen. Einerseits verlieren Sie trotz reduzierter Kalorienzufuhr nur wenig Muskelmasse. Das Gefühl zu »schrumpfen«, das viele Bodybuilder verunsichert, bleibt aus. Andererseits wissen Sie genau, was Sie in der Vorbereitungsphase auf einen Wettkampf erwartet. Da Sie bei der Anabolen Diät keine großen Veränderungen Ihrer Ernährung vornehmen müssen, wissen Sie genau, wie Ihr Körper in den nächsten Wochen reagieren wird. Das Aufladen mit Kohlenhydraten hat schon die gute Form zahlreicher Bodybuilder innerhalb weniger Stunden ruiniert, doch Ihnen bereitet es keine Schwierigkeiten mehr. Dank Ihrer Erfahrungen der vergangenen Wochen und Monate können Sie Ihre Wettkampfvorbereitung selbstbewußt durchziehen.

Heißhunger-Attacken sind ein weiteres Problem fettarmer Wettkampfdiäten. Süßigkeiten und Junk Food sind erst nach dem Wettkampf wieder erlaubt. Mit der Anabolen Diät müssen Sie Ihren Heißhunger maximal 6 Tage kontrollieren, dann sind, wenn auch in Maßen, »verbotene« Lebensmittel erlaubt.

Weniger Hunger

Kohlenhydratreiche Mahlzeiten und die damit verbundenen Schwankungen des Blutzucker- und Insulinspiegels verschaffen Ihnen mehrmals täglich ein starkes Hungergefühl. Sobald der Blutzucker sinkt, äußert sich der Hunger wieder. Nicht so bei der Anabolen Diät. Ihr Blutzuckerspiegel bleibt konstant und zu einem plötzlich auftretenden Hungergefühl kommt es erst gar nicht.

Bevor ich mich nach der Anabolen Diät ernährt habe, mußte ich alle zwei Stunden essen. Immer dann meldete sich bei mir der Hunger mit den bekannten Begleiterscheinungen eines niedrigen Blutzuckerspiegels: nachlassende Konzentration, Kopfschmerzen und Müdigkeit. Diese Probleme treten nun nicht mehr auf. Manchmal frühstücke ich mit einem Proteinshake und esse bis zum Mittag nichts mehr. Selbst dann reicht oftmals schon eine Handvoll Paranüsse aus, um die nächsten zwei Stunden zu überbrücken. Eine praktische Angelegenheit, finden Sie nicht? Natürlich hole ich die »fehlenden« Kalorien im Laufe des Tages oder in den nächsten Tagen wieder auf. Doch das »Essen nach der Uhr«, wie es viele von Ihnen praktizieren, gehört mit der Anabolen Diät ein für allemal der Vergangenheit an.

Geben Sie der Anabolen Diät einmal die Chance, über mehrere Monate ihre Effektivität zu beweisen. Verzichten Sie auf Steroide und prüfen Sie, ob Sie mit einer ketogenen Ernährung nicht genauso gut, vielleicht sogar besser aufbauen, als mit teuren und ungesunden anabolen Steroiden. Ich selbst habe in drei Monaten gute 11 Kilo Muskeln zugelegt, Körperfett drastisch abgebaut (von 16% auf 11%), und dabei habe ich noch nicht einmal die Kalorien reduziert! Glauben Sie mir, mit 4500 Kalorien täglich habe ich nicht einmal das Gefühl gehabt, auf etwas verzichten zu müssen, geschweige denn, unter starken Hungergefühlen gelitten. Klaus und ich sind uns darin einig: Von allen Neuerungen im Bodybuilding, die in den letzten 10 Jahren Schlagzeilen gemacht haben, ist die Anabole Diät die bedeutendste. Sie wirkt sehr schnell und Sie fühlen sich super!

*

»Egal, wie hart Sie trainieren: Wenn Sie sich nicht richtig ernähren, werden Sie Ihre Bestform nie erreichen.«

Bill Phillips

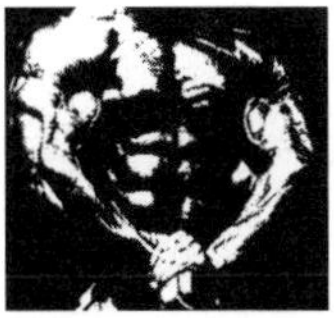

Anwendung der Anabolen Diät

von Stephan Korte

Die zahlreichen Vorteile der Anabolen Diät sprechen für sich. Mittlerweile dürften Sie davon überzeugt sein, daß sie eine der besten, wenn nicht sogar die effektivste Methode zum Aufbau von Muskelmasse bei gleichzeitigem Fettabbau darstellt. Dieses Kapitel beschreibt detailliert die korrekte Durchführung der Anabolen Diät. Sie erfahren, welche Lebensmittel Sie wann verzehren, wieviel Sie essen sollten, und Sie erhalten einen exakten Ernährungsplan für die einzelnen Phasen der Diät.

Zwei Phasen

Die Anabole Diät besteht aus zwei Phasen. In Phase I müssen Sie die Kohlenhydratzufuhr drastisch einschränken und die Fettzufuhr erhöhen. In der Regel dauert sie von Montag bis Freitag, also 5 Tage. Im Anschluß daran folgt Phase II, in der Sie Ihre Muskeln mit Kohlenhydraten aufladen. Phase II wird für gewöhnlich Samstag und Sonntag durchgeführt. Eine typische Woche der Anabolen Diät besteht folglich aus einer 5-tägigen Kohlenhydratentladung, gefolgt von einer 2-tägigen Kohlenhydrataufladung.

Einige von Ihnen werden feststellen, daß Sie bessere Fortschritte erzielen, wenn Sie Phase I auf 6 Tage ausdehnen, sich also bis einschließlich Samstag kohlenhydratreduziert ernähren. Phase II dauert somit nur einen Tag. Die Aufladung mit Kohlenhydraten verringert sich also um einen Tag – Sie laden lediglich am Sonntag auf. Ein Gefühl dafür werden Sie nach einigen Wochen entwikkeln; Sie sind dann in der Lage, Ihre Kohlenhydrataufladung optimal zu steuern.

Selbstverständlich können Sie die Einteilung der Phasen Ihren Bedürfnissen anpassen. Phase I muß nicht unbedingt von Montag bis Freitag andauern und Phase II nicht auf das Wochenende fallen. Einer meiner Bekannten, der am Wochenende arbeiten muß, teilt es sich folgendermaßen ein: Phase I von Mittwoch bis Sonntag, Phase II fällt auf Montag und Dienstag, wenn er nicht arbeiten muß. Wichtig ist aber, daß Sie die Grundregel der Anabolen Diät einhalten: Phase I dauert immer 5–6 Tage und im Anschluß daran folgt die 1–2 tägige Phase II. Danach gehen Sie auf Phase I zurück. Was Sie in beiden Abschnitten zu berücksichtigen haben, erfahren Sie auf den folgenden Seiten.

Phase I

In Phase I müssen Sie sich streng kohlenhydratarm, aber fett- und proteinreich ernähren. Nur so können Sie von den vielen Vorteilen der Anabolen Diät profitieren. Im Klartext heißt das: Nicht mehr als 30 Gramm (g) Kohlenhydrate pro Tag und viel mehr Nahrungsfett, als Sie bisher gewohnt waren. Wenn Sie bedenken, daß die typische Bodybuilding-Ernährung bis zu 500g Kohlenhydrate pro Tag empfiehlt, dann ist eine Reduzierung auf 30g schon eine extreme Veränderung. Doch keine Angst, spätestens nach ein bis zwei Wochen haben Sie sich daran gewöhnt und können ohne weiteres damit auskommen. Die Nährstoffverteilung in der Phase I sieht insgesamt so aus: Protein 30–35%, Fett 55–60% und Kohlenhydrate höchstens 5%.

Diese Nährstoffverteilung ist als allgemeine Empfehlung anzusehen. Einige Menschen gelangen selbst bei einer Reduzierung auf 30g Kohlenhydrate pro Tag nur spät oder gar nicht in Ketose. Das müssen sie aber, da die Anabole Diät sonst nicht funktioniert. In diesem Fall muß die Kohlenhydratzufuhr einfach noch weiter reduziert werden.

Ein bekannter Bodybuilder berichtete mir, daß er mit der Anabolen Diät unzufrieden sei, da er kaum Körperfett verloren habe. Wir analysierten seinen Ernährungsplan und es stellte sich heraus, daß er tatsächlich nur 30g Kohlenhydrate pro Tag zu sich nahm. Offenbar war dies für ihn noch zuviel, denn er kam nicht in Ketose. Ich schlug ihm vor, die Kohlenhydrate noch weiter zu reduzieren und den Fettanteil auf 70% zu erhöhen. Seine Nährstoffverteilung sah anschließend so aus: Protein 25%, Fett 75%, Kohlenhydrate 0% (sowenig wie möglich). So funktionierte es: Innerhalb von drei Wochen reduzierte er seinen Körperfettanteil um 2%.

Der Verzehr fettreicher Nahrungsmittel wird Ihnen anfangs vielleicht Probleme bereiten. Doch lassen Sie sich nicht von Ihrem Gewissen plagen. Die Anabole Diät funktioniert nur, wenn Sie auch viel Fett essen. Begehen Sie nicht den Fehler und reduzieren Sie Kohlenhydrate, ohne die Fettzufuhr zu steigern. Auf diese Weise bauen Sie weder Fett ab, noch Muskeln auf.

Phase I – Ernährung

Die Auswahl an Lebensmitteln, die Sie in Phase I wählen können, ist recht groß. Wenn Sie sich an die Regel »viel Fleisch und Eier, wenig Gemüse und keine Kartoffeln, Nudeln oder Reis« halten, können Sie nur wenig falsch machen. Klingt recht einfach, nicht wahr? Ist es auch. Probieren Sie alles aus und versuchen Sie, Ihre Lieblings-Nahrungsmittel zu finden. Ich frühstücke mit einem Proteinshake, bestehend aus einem Viertel Liter Wasser (Milch ist wegen des relativ hohen Kohlenhydratanteils nicht geeignet), 3 Eßlöffeln Proteinpulver (90% Protein, nur 1g Kohlenhydrate je 100g), 1 Teelöffel Creatin-Monohydrat und 3 Eßlöffel Walnußöl. So ein Shake ist schnell zubereitet und liefert alle notwendigen Nährstoffe:

Lebensmittel für die Anabole Diät

Fleisch, Fisch und Eier

Alle Angaben in Gramm

100g	Fett	Protein	Kohlen-hydrate	Ballast-stoffe
Hühnerei (Vollei)	11,7	12,9	‹1	0,0
Fluß-Aal	24,5	15,0	‹1	‹1
Lachs	13,6	19,9	‹1	›1
Hering	14,9	16,8	‹1	‹1
Makrele	11,6	18,8	‹1	‹1
Sardine	5,2	19,4	‹1	‹1
Garnele	1,4	18,6	‹1	‹1
Ente	17,2	18,1	‹1	‹1
Brathuhn	5,6	20,6	‹1	›1
Lammkotelett	32,0	14,9	‹1	‹1
Schweinemett	27,5	17,5	‹1	‹1
Rinderhack	14,0	22,5	‹1	‹1
Schweinekotelett	13,0	19,0	‹1	‹1
Rinderfilet	4,4	19,2	‹1	‹1
Speck, durchw.	65,0	9,1	‹1	‹1
Mettwurst	45,0	12,6	‹1	‹1
Cervelatwurst	43,2	16,9	‹1	‹1
Leberwurst	41,2	12,4	‹1	‹1
Bratwurst	32,4	12,7	‹1	‹1
Jagdwurst	32,8	12,4	‹1	‹1
Bockwurst	25,3	12,3	‹1	‹1

(‹1 = weniger als 1 Gramm) Werte nach: Elmadfa I.; Aign, W.; Muskat, D.; Fritzsche, D.; Cremer, H.-D.: Die große GU Nährwert Tabelle, Gräfe und Unzer Verlag, München, Neuausgabe 1994/95

Hochwertiges Protein und ausreichend Fett. Die schnelle Zubereitung ist der Hauptgrund für mich, denn morgens schlafe ich lieber ein wenig länger und verzichte auf ein ausgiebiges Frühstück.

Wer Zeit für ein Frühstück hat, dem empfehle ich Eier. Eier können Sie auf viele Arten zubereiten, z.B. als Rühreier, Spiegeleier oder Omelett; mit Schinken, Speck, Paprika, oder einfach nur gewürzt. Mit ein bißchen Phantasie können Sie täglich Eier essen, ohne Gefahr zu laufen, daß diese Ihnen eines Tages nicht mehr schmecken. Eier liefern hervorragendes Protein und das Eigelb (welches Sie natürlich mitverzehren) liefert hochwertige Fettsäuren und Cholesterin. Geben Sie Butterflocken, Mayonnaise oder Käse auf die Eier - das erhöht den Fettanteil und liefert zusätzliche Kalorien. Ich selbst verzehre in Phase I täglich 8–10 ganze Eier als zweites Frühstück.

Zu Mittag sollten Sie Fleisch essen. Um den täglichen Fettanteil von 55–60% zu erreichen, wählen Sie besser Rind- und Schweinefleisch anstelle von fettarmem Geflügel. Rinderhackfleisch, Halb und Halb, Schweinemett, Bauchfleisch, Koteletts, Schnitzel, Steak und Gyros sind hervorragend geeignet. Als Beilage nehme ich gern Brokkoli oder Spinat, zwei Gemüsesorten, die nur einen geringen Kohlenhydratanteil aufweisen.

Auch das Angebot an Zwischenmahlzeiten ist sehr umfangreich. Fisch in Dosen (wegen der Omega-3-Fettsäuren), Wurst (Fleischwurst, Salami, Geflügelfleischwurst, Rinderwurst oder verschiedene Sorten Aufschnitt), Schinken, Käse (Rahmstufe bevorzugen), Nüsse (keine Erdnüsse, am besten geeignet sind Paranüsse oder Mandeln) und Blattsalat sind bestens geeignet. Mein Nachmittags-Snack besteht gewöhnlich aus einer Dose Makrelen in Sojaöl und einem kleinen Blattsalat. Die Makrelen ersetze ich hin und wieder durch Thunfisch in Öl. An manchen Tagen esse ich auch 100g Paranußkerne und ein Stück Gouda-Käse.

Zum Abend sollten Sie noch einmal Fleisch verzehren. Wer mag, der kann Eier dazu essen. Ich bereite für gewöhnlich aus 300g Rinderhackfleisch vier Hamburger und bedecke jeden mit einem Spiegelei. Dazu esse ich etwa 100g Brokkoli mit zwei Eßlöffeln Mayonnaise (Kohlenhydratanteil beachten).

Direkt vor dem Schlafengehen nehme ich noch eine Mahlzeit zu mir. Meistens einen Proteinshake, wie bereits zum Frühstück. Das Walnußöl ersetze ich aber durch Olivenöl. Walnußöl liefert vorwiegend mehrfach ungesättigte Fettsäuren (ca. 63%) und Oli-

Lebensmittel für die Anabole Diät

Gemüse (roh, nach dem Kochen leicht veränderte Werte)

Alle Angaben in Gramm

100g	Fett	Protein	Kohlen-hydrate	Ballast-stoffe
Feldsalat	0,4	1,8	0,7	1,5
Rettich	0,2	1,0	1,9	1,2
Radieschen	0,1	1,1	2,0	1,0
Spargel	0,1	1,9	2,2	1,5
Sauerkraut	0,3	1,5	2,4	2,2
Wirsing	0,4	3,0	2,4	1,5
Blumenkohl	0,3	2,4	2,7	2,9
Broccoli	0,2	3,5	2,8	3,0
Grünkohl	0,9	4,3	3,0	4,2
Rotkohl	0,2	1,5	3,2	2,5
Tomaten	0,2	1,0	3,5	1,8
Rosenkohl	0,3	4,9	3,8	4,4
Kohlrabi	0,1	2,0	4,1	1,4
Möhren	0,2	0,9	5,2	3,4
Zwiebel	0,3	1,3	6,2	3,1

Werte nach: Elmadfa I.; Aign, W.; Muskat, D.; Fritzsche, D.; Cremer, H.-D.: Die große GU Nährwert Tabelle, Gräfe und Unzer Verlag, München, Neuausgabe 1994/95

venöl hauptsächlich einfach ungesättigte Fettsäuren (ca. 74%). So führe ich beide Fettsäuren jeden Tag ausgewogen zu. Anstelle des Proteinshakes können Sie auch Nüsse, Käse oder eine Dose Makrelen mit einem kleinen Blattsalat zu sich nehmen. Der Snack vor dem Schlafengehen liefert Ihnen Protein und Aminosäuren für den Muskelaufbau und die zusätzlichen Kalorien lassen Sie am Morgen nicht hungrig aufwachen.

Phase I – Getränke

Die Auswahl der Getränke ist bei der Anabolen Diät von besonderer Bedeutung. Sehr viele enthalten nämlich Kohlenhydrate. Am besten eignen sich daher Mineralwasser (mit Kohlensäure oder stilles Wasser), Cola-Light, Eistee (mit Süßstoff; Vorsicht bei fertigen Zubereitungen) und Kaffee. Es gibt auch einige Multivitamin- und Mineralstoff-Brausetabletten, die so gut wie keine Kohlenhydrate enthalten. Aufgelöst in einem großen Glas Wasser bieten Sie eine wohlschmeckende Alternative. Milch ist aufgrund des Kohlenhydratanteils nicht geeignet. Vorsicht auch vor Diät-Säften: Diese Säfte enthalten durch den Fruchtanteil viele Kohlenhydrate. Cola und andere Limonaden sind wegen des hohen Zuckergehalts zumindest in Phase I tabu. Bier, Wein und andere alkoholische Getränke enthalten nicht selten »versteckte« Kohlenhydrate. Entnehmen Sie den jeweiligen Kohlenhydratanteil aus einer Nährstofftabelle und erfassen Sie auch diese Kohlenhydrate in Ihrer täglichen Berechnung. Vergessen Sie nicht: nie mehr als 30g Kohlenhydrate pro Tag, weniger ist noch besser. Sonst erreichen Sie die fettverbrennende Ketose nicht.

Ich empfehle Ihnen, je nach Körpergewicht täglich 3–5 Liter Flüssigkeit. Wer 70kg wiegt, der kommt mit 3 Litern pro Tag aus. Ein 120kg schwerer Bodybuilder benötigt eher 5 Liter oder mehr.

Phase I – Kalorienmenge

Die tägliche Kalorienzufuhr hängt ganz von Ihren individuellen Zielen ab. Grundsätzlich müssen Sie die Anabole Diät mit einer Umstellungsphase beginnen. Anschließend können Sie die tägliche Kalorienzufuhr entsprechend Ihren Zielen variieren. Möchten Sie Muskelmasse aufbauen und Ihr Körpergewicht erhöhen, so empfiehlt sich eine Masseaufbauphase. Wollen Sie sich auf einen Wettkampf vorbereiten und Ihren Körperfettanteil weiter reduzieren, schließen Sie eine Diätphase an. Falls Sie mit Ihren Fortschritten zufrieden sind und weder zu- noch abnehmen möchten, können Sie die tägliche Kalorienzufuhr der Umstellungsphase beibehalten und kontinuierlich Muskeln auf- und Fett abbauen.

Phase I – Umstellung

In vier Wochen stellt sich Ihr Körper von der gewohnten Kohlenhydratverbrennung auf die Fettverbrennung um. In dieser Zeit müssen Sie äußerst konsequent vorgehen. Sie dürfen sich keine Ausrutscher erlauben. Nur wenn Sie die in Phase I vorgeschriebene, maximale Kohlenhydratzufuhr von 30g pro Tag nicht überschreiten, geraten Sie in Ketose und damit in die Fettverbrennung. In den ersten Wochen werden Sie sich vielleicht etwas schwächer fühlen. Diese Begleiterscheinung ist auf den Kohlenhydratentzug zurückzuführen und vergeht schnell. Das Ausmaß der Beeinträchtigung bestimmen Sie jedoch selbst, denn Ihre Psyche trägt entscheidend zum Wohlbefinden bei. Sie müssen davon überzeugt sein, daß Ihr Körper auch ohne Kohlenhydrate auskommt.

In der Regel geschieht die Umstellung aber problemlos. Bei vielen Menschen geschieht sie sogar ganz ohne negative Begleiterscheinungen. Zur Erleichterung der Anpassung empfiehlt es sich aber, die Kalorienzufuhr nicht zu stark einzuschränken. Erlauben Sie sich einen fettreichen Snack, wann immer Sie Appetit verspü-

Lebensmittel für die Anabole Diät

Mit Einschränkungen empfehlenswert: Nüsse

Alle Angaben in Gramm

100g	Fett	Protein	Kohlen-hydrate	Ballast-stoffe
Paranuß	67,0	14,0	3,6	6,7
Mandel	54,0	19,0	9,3	10,0
Haselnuß	61,0	13,0	11,4	7,4
Walnuß	62,0	15,0	12,1	4,6

Werte nach: Elmadfa I.; Aign, W.; Muskat, D.; Fritzsche, D.; Cremer, H. -D.: Die große GU Nährwert Tabelle, Gräfe und Unzer Verlag, München, Neuausgabe 1994/95

ren. Nach diesen ersten Wochen, wenn Ihr Körper sich an die neue Ernährung gewöhnt hat, können Sie die Kalorien problemlos reduzieren. Bis dahin werden Sie schon merklich Fett abgebaut haben.

Ganz sicher gehen Sie mit folgender Formel: Multiplizieren Sie Ihr aktuelles Körpergewicht in Kilogramm mit dem Faktor 40. Das Ergebnis ist die täglich benötigte Kalorienzahl. Ein 100kg schwerer Bodybuilder muß demnach pro Tag 4000kcal (40 x 100) essen. Wenn Sie sich an die vorgeschriebene Kalorienzufuhr halten, wird sich Ihr Gewicht während der Umstellungsphase kaum ändern, aber Ihre Körperzusammensetzung. Sie werden Fett abbauen und Muskeln aufbauen.

Phase I – Masseaufbau

Möchten Sie mehr Muskelmasse aufbauen, dann sollten Sie an die Umstellungsphase eine Masseaufbauphase anschließen. Das Grundprinzip des Masseaufbaus »mehr Kalorien zuführen, als man verbraucht« gilt auch für die Anabole Diät. Ihre tägliche Kalorienzufuhr wird entsprechend Ihres Körpergewichts berechnet.

Als erstes müssen Sie Ihr Zielgewicht bestimmen. Das ist das Körpergewicht, das Sie am Ende der Massephase erreichen möchten. Hierbei sollten Sie Realist bleiben. Den meisten Bodybuildern ist eine Gewichtszunahme von maximal 10% möglich. Nur die wenigsten unter Ihnen können mehr zunehmen, ohne dabei auch Fett anzusetzen. Ein Beispiel: Ihr aktuelles Körpergewicht von 100kg plus 10% ergibt ein Zielgewicht von 110kg. Sie können in der Aufbauphase also maximal 10kg Muskelmasse zulegen. Um dies zu erreichen, müssen Sie Ihre tägliche Kalorienzufuhr deutlich erhöhen. Multiplizieren Sie Ihr Zielgewicht mit dem Faktor 44–55. Das Ergebnis ist eine tägliche Kalorienzahl von 4800–6000kcal. In der Regel erreichen Sie damit eine wöchentliche Gewichtszunahme von zwei Pfund. Viel mehr ist nicht möglich, ohne auch den Körperfettanteil zu erhöhen.

Ziel des Masseaufbaus ist es, soviel Muskelsubstanz und sowenig Fett wie möglich zu gewinnen. Daher gibt es keine exakte Zeitvorgabe, sondern es gilt folgende Regel: Der Masseaufbau dauert solange, bis Sie Ihr Zielgewicht erreicht haben oder einen Körperfettanteil von 10% überschreiten. Was immer Sie zuerst erreichen, ist egal. Ab diesem Zeitpunkt sollten Sie Ihren Masseaufbau beenden und die tägliche Kalorienzufuhr Ihren Zielen anpassen. Ein Tip für Wettkampfathleten: Grundsätzlich sollte die Aufbauphase 12–16 Wochen vor einem Wettkampf beendet werden. Das gibt Ihnen ausreichend Zeit, sich optimal auf den Wettkampf vorzubereiten.

Phase I – Wettkampfdiät

Einer der bereits angeführten Vorteile der Anabolen Diät wird besonders in der Diätphase, in der Vorbereitung auf einen Wettkampf, deutlich. Sie können die gleichen Lebensmittel wie beim Masseaufbau oder in der Umstellungsphase wählen. Auch die

Nährwertverteilung bleibt konstant: Fett 55–60%, Protein 30–35% und Kohlenhydrate 5% (maximal 30g pro Tag). Der einzige Unterschied liegt in der reduzierten Kalorienzufuhr. Dabei kann ich Ihnen keine exakten Richtlinien vorgeben. Da jeder Mensch anders auf eine Kalorienreduzierung reagiert, müssen Sie selbst herausfinden, wie Sie am schnellsten noch mehr Fett verlieren. Von besonderer Bedeutung ist daher die regelmäßige Messung Ihres Körperfettanteils. Grundsätzlich können Sie pro Woche maximal eineinhalb bis zwei Pfund Körperfett verlieren. Jeder größere Gewichtsverlust ist mit einem Abbau von Muskelsubstanz verbunden.

Zu Beginn der Wettkampfdiät müssen Sie sich wiegen und Ihren Körperfettanteil ermitteln. Diese Ausgangswerte sind notwendig, um den Erfolg Ihrer Diät zu kontrollieren. Ihr Ziel sollte sein, wöchentlich maximal zwei Pfund Gewicht zu verlieren und gleichzeitig Ihren Körperfettanteil zu reduzieren. Verringern Sie Ihre tägliche Kalorienzufuhr dazu in der ersten Woche um 1000kcal pro Tag. In den folgenden Wochen können Sie die tägliche Kalorienzufuhr dann um jeweils 500kcal reduzieren. Wenn Sie sonst 5000kcal pro Tag verzehren, nehmen Sie in der ersten Woche der Diätphase nur noch 4000kcal täglich zu sich. In der zweiten Woche verringern Sie auf 3500kcal pro Tag, in der dritten Woche auf 3000kcal usw. Die beschriebene Verringerung der Kalorienzufuhr soll aber nur als Richtwert dienen. Wie bereits erwähnt, schreibt die Anabole Diät keine exakten Werte vor. Sie müssen selbst herausfinden, wie weit Sie die Kalorien einschränken können.

Durch regelmäßiges Wiegen und Messen des Körperfettanteils überlassen Sie aber nichts dem Zufall. Wenn Sie in einer Woche zwei Pfund abgenommen haben, Ihr Körperfettanteil sich aber nicht verändert hat, dann besteht der Gewichtsverlust aus Wasser und Muskeln. In diesem Fall haben Sie vermutlich nicht ausreichend Fett verzehrt. Behalten Sie in der folgenden Woche die Kalorienzufuhr bei, essen Sie mehr Fett und Ihr Körperfettanteil wird sinken.

Nach einigen Monaten mit der Anabolen Diät werden Sie soviel Erfahrung gesammelt haben, daß Sie präzise wissen, wie Sie sich optimal auf einen Wettkampf vorzubereiten haben. Sie haben gelernt, wie Ihr Körper auf bestimmte Lebensmittel reagiert und wie stark Sie die Kalorien zu reduzieren haben, um Fett abzubauen.

Phase I – Verteilung der Mahlzeiten

An einigen Tagen haben Sie vielleicht keinen großen Appetit, an anderen Tagen können Sie dafür umso mehr essen. Richten Sie sich ganz nach Ihrem Gefühl. Essen Sie, wenn Sie hungrig sind. Der amerikanische Powerlifter und Autor Dr. Frederick Hatfield empfahl schon vor Jahren, die tägliche Kalorienzufuhr zu variieren. Auf diese Weise würden bessere Fortschritte hinsichtlich Muskelaufbau und Fettabbau erzielt, da sich der Körper durch die wechselnde Kalorienzufuhr ständig anpassen muß.

Trotzdem ist es wichtig, die individuelle Gesamtkalorienzufuhr nicht zu unterschreiten. Sie können sich dazu eines einfachen Tricks bedienen: Vorausgesetzt, Sie müssen beim Masseaufbau täglich 5000kcal verzehren. Multiplizieren Sie 5000kcal mit 5 (die Anzahl der Tage in Phase I) und Sie erhalten 25.000kcal, Ihre wöchentliche Gesamtkalorienzufuhr. Nehmen Sie eine Nährwerttabelle zur Hand und stellen Sie geeignete Mahlzeiten zusammen, die insgesamt 25.000kcal liefern. Füllen Sie Ihren Kühlschrank mit den dazu benötigten Lebensmitteln auf und am Ende von Phase I, sollten Sie alles aufgegessen haben. Mit dieser Methode führen Sie an einem Tag vielleicht nur 3000 Kalorien zu, an anderen dafür 6000 oder mehr. Im Durchschnitt haben Sie jedenfalls 5000kcal pro Tag erhalten und Ihre 25.000 Gesamtkalorien pro Woche geschafft.

Phase II

Nachdem Sie in den vergangenen 5 Tagen der Phase I die Glycogenspeicher der Muskulatur durch Kohlenhydratentzug entleert haben, ist es nun an der Zeit, diese wieder aufzufüllen. Mit Phase II erreichen Sie eine maximale Aufladung. Dafür müssen Sie 2 Tage lang reichlich Kohlenhydrate zuführen. Die Nährstoffverteilung in Phase II sieht so aus: Protein 10–15%, Fett 30–40% und Kohlenhydrate 45–60%.

Der Proteinanteil verringert sich drastisch, der Fettanteil nur gering. Denn auch in Phase II müssen Sie ausreichend Fett mit der Nahrung aufnehmen, um weiterhin von den Vorteilen der Anabolen Diät profitieren zu können. Der Kohlenhydratanteil ist dagegen drastisch erhöht. Die gesteigerte Kohlenhydratzufuhr führt neben der Auffüllung der Glycogenspeicher auch zu einer stark erhöhten Insulinproduktion; so werden gehäuft Nährstoffe ins Innere der Muskelzellen geschleust.

Die Dauer von Phase II ist nicht fest vorgeschrieben. Sie werden Sie nach kurzer Zeit herausfinden, ob Sie ein oder zwei Tage kohlenhydratreich essen können. Klaus hat zum Beispiel schon nach einem Tag in Phase II das Gefühl, in der Taillenregion Fett anzusetzen. Konsequenterweise kehrt er am nächsten Tag zurück zu Phase I. Ich hingegen kann an zwei Tagen jede Menge Kohlenhydrate zuführen, ohne dabei an Fett zuzulegen.

Die einen können zwei Tage lang durchweg Süßigkeiten, Pizza oder Cola zu sich nehmen. Andere können maximal einen Tag komplexe Kohlenhydrate essen und müssen dabei noch auf Einfachzucker verzichten. Richten Sie sich nach Ihrem Gefühl und nach dem Spiegel: Sie werden merken, wann Ihre Muskeln »weicher« werden. Dann ist es an der Zeit, mit der nächsten Mahlzeit zu Phase I zurückzukehren. Die folgenden Ernährungsbeispiele sollen Ihnen als Anhaltspunkt dienen.

Phase II – Ernährung

Während die Wahl der Lebensmittel in Phase I doch sichtlich eingeschränkt ist, unterliegen Sie in Phase II so gut wie keinen Vorschriften. Im Prinzip ist alles möglich. Sie können essen, worauf Sie Hunger verspüren. Pizza, Süßigkeiten, Pommes Frites, Currywurst, Kuchen, Cola und sogar alkoholische Getränke. Ihre Glycogenspeicher werden Sie in jedem Fall aufladen.

Es gibt allerdings eine Methode, den Prozeß der Kohlenhydrataufladung zu verbessern. Kohlenhydrate mit einem hohen Glykämie-Index (Einfachzucker) führen zu einem stärkeren Anstieg des Blutzuckerspiegels und damit zu einem höheren Insulinausstoß. Auf diese Weise laden Sie Ihre Glycogenspeicher schneller auf, als mit komplexen Kohlenhydraten, die einen niedrigen Glykämie-Index aufweisen. Allerdings ist hier Vorsicht geboten: Sind Ihre Glycogenspeicher einmal aufgeladen und Sie ernähren sich weiterhin kohlenhydratreich, kommt es durch die erhöhte Insulinproduktion rasch zur Fettspeicherung.

Ein typisches Wochenende in Phase II sieht bei mir so aus: Am Samstag stehe ich schon gegen 7:00 Uhr morgens auf und trinke ein großes Glas (0,3 Liter) roten Traubensaft mit einem Eßlöffel Creatin-Monohydrat. Anschließend gehe ich wieder zu Bett.

Später frühstücke ich dann. Eine Schüssel Cornflakes (zubereitet mit Vollmilch 3,5% Fett), oder einige Brötchen mit Nutella. Dazu trinke ich ein großes Glas Kakao. Die Zeit bis zum Mittagessen überbrücke ich mit Proteinriegeln (Flap-Jack, Pro Bite) oder Süßigkeiten wie Kinder-Milchschnitte, Bounty, Hanuta.

Zum Mittag esse ich Pfannkuchen mit warmen Erdbeeren und Vanille-Eiscreme. Zu trinken gibt es wieder ein großes Glas Traubensaft mit einem Eßlöffel Creatin-Monohydrat. Bis zum Abendessen verzehre ich dann, worauf ich gerade Hunger habe: Kuchen mit Sahne, Milchreis mit Himbeeren oder Schokoladenplätzchen.

Abends gehe ich aus. In der Pizzeria genehmige ich mir einen großen gemischten Salat, eine Pizza und ein Stück Tiramisu. Wenn ich statt dessen zu McDonalds gehe, wähle ich zwei Hamburger Royal, einen Cheeseburger, Pommes Frites und Eiscreme. Im China-Restaurant würde ich mich für ein Menü für zwei Personen entscheiden, das ich mit meiner Freundin teile. Je nach Appetit esse ich später noch ein Eis.

Wie Sie sehen, ernähre ich mich am ersten Tag in Phase II vorwiegend von einfachen Kohlenhydraten. Dadurch kommt es zu einem drastischen Anstieg des Insulinspiegels und einer schnellen Aufladung der Glycogenspeicher. Um eine Fettspeicherung zu erschweren, ersetze ich am zweiten Tag die einfachen Kohlenhydrate durch komplexe.

Am zweiten Tag esse ich bedeutend weniger als am Tag zuvor, in der Regel nur halb soviel. Erstens bin ich aufgrund der vielen Mahlzeiten vom Vortage nicht mehr so hungrig, zweitens greift mein schlechtes Gewissen und ich versuche, mich »bewußter« zu ernähren: keine Süßigkeiten, Desserts und Junk Food mehr. Dafür besteht das Frühstück jetzt aus einer kleinen Schüssel Haferflokken mit Rosinen, Banane und Vollmilch. Als Zwischenmahlzeit wähle ich Äpfel, Bananen oder andere Obstsorten. Zum Mittagessen gibt es Vollkornnudeln mit einer Soße aus Rinderhackfleisch und Tomaten. Dazu eine große Portion Gemüse oder Salat. Nachmittags gönne ich mir vielleicht ein Stück Kuchen, doch diesmal ohne Sahne. Am Abend esse ich noch einmal Nudeln oder Reis mit Hackfleischsoße und Gemüse. Vor dem Schlafengehen trinke ich einen Milchshake, zubereitet mit Vollmilch und einer Banane.

Phase II – Getränke

In Phase II müssen Sie genauso viel trinken wie in Phase I – je nach Körpergewicht 3–5 Liter. Am ersten Tag sollten Sie anstelle

von Wasser und Cola-Light besser Fruchtsäfte, Cola, Fanta, Sprite, Milch oder Kakao bevorzugen. Diese Getränke liefern zusätzliche Kohlenhydrate in Form von Einfachzucker und ermöglichen eine optimale Aufladung Ihrer Glycogenspeicher.
Am zweiten Tag können Sie Ihren Flüssigkeitsbedarf zur Hälfte mit Fruchtsäften oder Cola decken, der Rest sollte Wasser, Cola-Light oder Eistee (mit Süßstoff) sein. So reduzieren Sie die Zufuhr von Einfachzucker und die Möglichkeit der Fettspeicherung.

Phase II – Kalorienmenge

Im Gegensatz zu Phase I müssen Sie sich in Phase II an keine vorgeschriebene Kalorienmenge halten. Egal, ob Sie sich in der Umstellungsphase oder im Masseaufbau befinden, Sie dürfen soviel essen, wie Sie wollen. Eine Ausnahme bildet die Wettkampfdiät, auf die ich später detaillierter eingehen werde. Voraussetzung für das Gelingen von Phase II – eine maximale Kohlenhydrataufladung ohne Fettgewinn – ist allerdings, daß Sie ein Gespür für Ihren Körper entwickeln und feststellen, wann es an der Zeit ist, die Kohlenhydrate wieder zu reduzieren.

In den ersten Wochen werden Sie vermutlich sehr über die Stränge schlagen und alle möglichen Süßigkeiten verschlingen. Das ist gar nicht schlimm. Meine Erfahrungen haben gezeigt, daß die Gier nach den gewöhnlich »verbotenen« Lebensmitteln mit der Zeit nachläßt. Sie sind dann nicht mehr so scharf darauf, alles in sich hineinzustopfen. Sie essen automatisch weniger und bewußter.

Phase II – Wettkampfdiät

Die Vorbereitung auf eine Bodybuilding-Meisterschaft stellt in Bezug auf die Kalorienzufuhr eine Ausnahme dar. In Phase II sollten Sie pro Tag nicht mehr essen als in Phase I. Wenn Ihre tägliche Kalorienzufuhr in Phase I 2500kcal beträgt, so dürfen Sie diese Menge auch in Phase II nicht überschreiten. Allein die Wahl der Lebensmittel unterscheidet sich. Ob Sie mit einfachen oder komplexen Kohlenhydraten oder einer Mischung aus beiden aufladen; ob die Aufladung 24, 36 oder 48 Stunden andauert, das müssen Sie nach Ihren Erfahrungen selbst entscheiden.

Einer meiner Freunde machte sich in den 12 Wochen vor seinem Wettkampf den Trick aus Phase I zunutze. Er hatte bereits ausprobiert, am ersten Tag mit einfachen und am zweiten Tag mit komplexen Kohlenhydraten aufzuladen; das hatte funktioniert. So stellte er sich alle für die Kohlenhydrataufladung notwendigen Lebensmittel zusammen und verzehrte diese von Samstag morgen bis Sonntag abend. So hatte er absolute Kontrolle über seine Nahrungszufuhr und konnte sich strikt an die Kalorienbegrenzung halten.

Phase II – Verteilung der Mahlzeiten

Die Anzahl der Mahlzeiten oder deren Zeitpunkt, ist auch in Phase II nicht vorgeschrieben. Wenn ich Freitag abends ausgehe, beginne ich manchmal schon am Samstag morgen gegen vier Uhr mit der Kohlenhydrataufladung und lege mich anschließend schlafen. Am Tage esse ich immer dann, wenn ich Appetit verspüre. Auch die letzte Mahlzeit am Sonntag abend richtet sich allein nach meinem Appetit. Ich habe aber festgestellt, daß dafür komplexe Kohlenhydraten besser eignen. Immer wenn ich Cola, Eiscreme oder andere Süßigkeiten am Sonntag abend gegessen hatte, war mein Blutzuckerspiegel am nächsten Morgen extrem niedrig. Das erschwerte mir den Übergang zur Phase I. Mittlerweile besteht meine letzte Mahlzeit der Phase II aus komplexen Kohlenhydraten und ich kann problemlos zu Phase I übergehen.

*

»Wenn Sie Körperfett abbauen möchten,
dürfen Sie die Kalorien- und Fettzufuhr
nicht zu stark einschränken.«

Bill Phillips

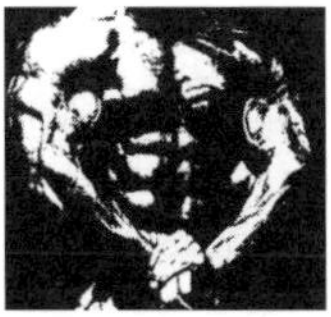

Tips & Tricks für die Anabole Diät

von Klaus Arndt

Wie die Anabole Diät durchgeführt wird, haben Sie jetzt erfahren. Dieses Kapitel gibt Hinweise für den täglichen Umgang mit ihr.

Wer die Sache wissenschaftlich angehen will, sollte vor Beginn einige Daten erheben. Das gilt besonders für jene Personen, die bereits mit gesundheitlichen Problemen zu kämpfen haben. Falls Sie unter stark erhöhten Blutfettwerten, Herz-Kreislaufkrankheiten oder Diabetes leiden, ist der Rat des Arztes einzuholen und eine medizinische Voruntersuchung unbedingt durchzuführen. Wer unter Nierenfunktionsstörungen leidet, sollte von der Anabolen Diät absehen. Nicht nur, daß die Nieren durch die vermehrte Eiweißzufuhr stärker belastet werden, auch die Ausscheidung der Ketonkörper verlangt ihnen einiges ab. Es ist auch keine schlechte Idee, sich während der ersten Wochen der Diät in kurzen Abständen vom Arzt untersuchen zu lassen, um zu prüfen, wie sich die Ernährungsumstellung bei Ihnen auswirkt. Ist alles in Ordnung, dann können die Untersuchungsintervalle ausgedehnt werden.

Bei der ärztlichen Untersuchung vor Beginn der Anabolen Diät sollten Sie folgende Werte messen lassen: Ein sog. »großes Blutbild« ist vielleicht nicht unbedingt erforderlich, doch lassen Sie sich auch dazu von Ihrem Arzt beraten. LDL, HDL, Triglyzeride, Creatinin und Blutzucker (auf nüchternen Magen) sollten aber unter allen Umständen festgehalten werden. Darüber hinaus sollten Sie (vielleicht mit Hilfe eines Freundes) folgende Werte ermitteln und notieren: Das Körpergewicht und den Körperfettanteil, sowie folgende Körpermaße: Brust-, Schulter-, Hals-, Oberarm-, Unterarm-, Taillen-, Hüft-, Oberschenkel- und Wadenumfang. Nur mit diesen Ausgangswerten können Sie feststellen, wie Ihr Körper auf die Anabole Diät reagiert.

Wenn Sie zuverlässig feststellen möchten, ob Sie sich in Ketose befinden, dann sind Keto-Sticks aus der Apotheke keine zuverlässigen Hilfsmittel. Da Sie bei der Anabolen Diät weitgehend auf Obst und Gemüse verzichten, müssen fehlende Mikronährstoffe über ein Multivitamin-Präparat zugeführt werden. Bei Einnahme eines solchen Präparats werden aber die Meßergebnisse der Keto-Sticks verfälscht. Ebenfalls nicht sehr gut geeignet sind Geräte, die den Blutzucker über einen Farbstreifen messen. Auch hier können hohe Vitamindosen die Ergebnisse verfälschen. Am zuverlässigsten ist die Labormethode (Blut beim Arzt abnehmen lassen), oder die Messung mit modernen Sensorgeräten, die bereits in immer mehr Apotheken zu finden sind. Sie messen den Blutzucker über die elektrische Leitfähigkeit und liefern auch bei Einnahme von Vitaminen genaue Ergebnisse. Als Faustregel gilt: Ein Blutzuckerwert von 50mg/dl (50 Milligramm pro Deziliter) oder darunter zeigt an, daß Sie sich in Ketose befinden. Um sicherzugehen, sollten Sie die Messung ruhig tagsüber oder nach einer (streng kohlenhydratreduzierten) Mahlzeit in der Phase I durchführen; nicht aber morgens und nüchtern, wie es die Ärzte und Apotheker sonst gern haben möchten. Schließlich wollen Sie nicht erfahren, ob Sie einen erhöhten Blutzuckerwert (als Zeichen für Diabetes) aufweisen, sondern, ob Sie wirklich sowenig Kohlenhydrate zuführen, daß der Körper zur Umstellung auf Ketose veranlaßt wird.

Nach 2–3 Tagen in Phase I geraten Sie in Ketose. Falls das nicht der Fall sein sollte, dann müssen Sie die Kohlenhydrate weiter reduzieren. Achten Sie besonders auf »versteckte« Kohlenhydrate, wie sie in Nüssen, Getränken oder in Soßen und Dressings vorkommen. Auch wenn Sie sich schon auf Lebensmittel mit sehr wenig Kohlenhydraten beschränkt haben, kann Ihnen immer noch leicht ein Fehler unterlaufen. Zum Beispiel ist es mir passiert, daß ich (der lieben Bequemlichkeit wegen) immer häufiger als Abendmahlzeit eine 200g-Dose Erdnüsse gewählt habe und mich wunderte, daß ich nicht weiter Fett verlor.

Dabei hatten Stephan und ich uns auf eine Nährwert-Tabelle der AOK verlassen, die Erdnüssen lediglich 4g Kohlenhydrate pro 100g Nüsse zuschrieb. Nach der GU-Nährwert-Tabelle von Elmadfa, Aign, Muskat, Fritzsche und Cremer enthalten Erdnüsse aber 13,4g Kohlenhydrate pro 100g. Mit einer 200g-Dose täglich erreichen Sie schon fast das obere Limit von 30g Kohlenhydraten am Tag. Wenn dann noch ein Glas Rotwein (200ml haben etwa 2,5g Kohlenhydrate), etliche Eier (nach US-Angaben mit bis zu 1g pro Ei) und ein Teller Brokkoli oder Blumenkohl dazu kommen, dann können Sie sich ausmalen, daß leicht 50g Kohlenhydrate und mehr am Tag erreicht werden. Damit wird es entschieden schwerer, in Ketose und damit in die effektive Fettverbrennung zu kommen. Als Faustregel sollte für Nährwerte daher gelten: Im Zweifel (unterschiedliche Angaben in verschiedenen Tabellen) gehen Sie lieber vom höheren Kohlenhydratwert aus.

Wenn Sie Probleme haben, nach einigen Tagen Kohlenhydratreduktion in Ketose zu kommen, dann bleibt Ihnen nur übrig, den Kohlenhydratverzehr noch weiter zu reduzieren (auf unter 20g pro Tag), oder die Phase I um einige Tage zu verlängern. Wie schnell jemand in Ketose gerät, ist individuell sehr verschieden. Manche Menschen tolerieren Kohlenhydrate besser als andere; während der eine vielleicht problemlos 40g Kohlenhydrate pro Tag zuführen kann und trotzdem nach einigen Tagen zuverlässig die Ketose erreicht, müssen andere (wie ich selbst) Kohlenhydrate sehr strikt reduzieren, um gute Ergebnisse zu erzielen.

Den meisten Sportlern wird vielleicht schon der Blick in den Spiegel genügen, um festzustellen, ob Sie Fett abbauen oder nicht. Der große Vorteil der Anabolen Diät liegt gerade darin, daß sie so leicht angepaßt werden kann. Probieren Sie aus, was bei Ihnen am besten wirkt.

Sie haben schon erfahren, was Sie bevorzugt essen müssen, um in Ketose zu geraten. Beim Einkaufen sollten Sie aber strikt darauf achten, für die Phase I nur Lebensmittel mit einem sehr niedrigen Kohlenhydratanteil zu kaufen, oder solche, die gar keine Kohlenhydrate aufweisen. Dazu müssen Sie die Verpackung jeweils sorgfältig studieren; wenn eine Nähwertangabe fehlt, dann verzichten Sie lieber auf das Produkt. Sehr zu empfehlen ist Fisch aller Art; frisch, geräuchert oder in Dosen. Bei Dosenfisch müssen aber alle Produkte mit Tomaten-, Sahne- oder anderen Soßen außen vor bleiben. Schon der Hinweis »enthält verschiedene Zuckerstoffe« sollte bei Ihnen Mißtrauen wecken. Greifen Sie lieber zu Fischprodukten in Wasser oder in Öl, da können Sie sicher sein, daß sie keine Kohlenhydrate enthalten.

Gleiches gilt auch für viele Wurstsorten: Vorsicht bei Salami und gefülltem Braten; wenn bei abgepackten Fleisch- oder Wurstwaren der Hinweis »verschiedene Gewürze« auftaucht, dann ist ebenfalls Vorsicht angebracht. Sehr vielen Produkten der Lebensmittelindustrie wird heute sowohl Salz als auch Zucker zugesetzt; in Kombination wirken sie als Geschmacksverstärker. Wenn Sie Käse an der Theke kaufen, sollten Sie zuvor die Nährwert-Tabelle konsultiert haben und auch bei verpacktem Käse immer nach dem Kohlenhydratgehalt suchen. So ersparen Sie sich unliebsame Überraschungen. Bei Fleisch- und Wurstsalaten müssen Sie ebenfalls genau hinschauen: Wenn Sie nicht absolut sicher sind, daß diese keinen Zucker enthalten, dann lassen Sie lieber die Finger davon.

Als Dressing für Salate oder Fleisch sollten Sie entweder Speiseöle wie Oliven-, Distel- oder Leinsamenöl wählen (am besten sind kaltgepresste Öle, die etwas teurer sind), oder Sie greifen zu Mayonnaise. Es gibt durchaus einige Produkte, die nur sehr wenig Kohlenhydrate aufweisen (z.B. Thomy Gourmet Mayonnaise mit 1g pro 100g); manche allerdings enthalten 13–20g Kohlenhydrate pro 100g. Problematisch sind auch Remouladen und Salat-Dressings: Als Folge der verbreiteten fettreduzierten Ernährungsempfehlungen wird hier Fett immer mehr durch Kohlenhydrate ersetzt.

Trinken müssen Sie bei der Anabolen Diät reichlich; am besten eignet sich dazu Wasser. Cola-Light oder Pepsi-Light sind ebenfalls zu empfehlen. Alle Fruchtsäfte und Limonaden müssen Sie für Phase II aufheben. Wenn Sie Ihren Kaffee süßen, verbannen Sie den Zuckertopf vom Frühstückstisch und benutzen Sie Süßstoff. Falls Sie auf Bier nicht verzichten können, dann trinken Sie entweder sehr wenig davon (höchstens eine Flasche oder Dose pro Tag), oder greifen Sie zu kohlenhydratreduziertem Bier, wie es für Diabetiker angeboten wird (da es in vielen Geschäften nur in kleinen Mengen vorrätig ist, sollten Sie danach fragen). Vorsicht bei Leicht- oder Diätbier: Diese Produkte liefern zwar weniger Kalorien oder weniger Alkohol, weisen aber in der Regel den gleichen Kohlenhydratgehalt auf wie normales Bier. Rotwein in Maßen ist ebenfalls erlaubt, aber Weißwein oder Sekt haben schon zwei- bis dreimal soviel Kohlenhydrate. Gegen einen gelegentlichen Cognac, Whiskey oder Weinbrand ist nichts einzuwenden; der Kohlenhydratanteil ist sehr gering. Vergessen Sie aber nicht, daß schon geringe Mengen Alkohol Ihren Wachstumshormon-Ausstoß verringern. Dieses Hormon leistet bei Muskelaufbau und Fettabbau gute Dienste; sprechen Sie dem Alkohol lieber nur in Maßen zu.

Was Sie beim Einkauf auf keinen Fall vergessen sollten, ist ein gutes Ballaststoff-Präparat. Die Anabole Diät ist arm an Gemüsen und Früchten, also auch an Ballaststoffen. Achten Sie auch hier auf den Kohlenhydratgehalt. Leinsamen von Schneekoppe sind zu empfehlen; ein bis drei Eßlöffel am Tag helfen Ihrer Verdauung auf die Sprünge. Ansonsten liefern Brokkoli, Blumenkohl oder Spinat wertvolle Ballaststoffe, allerdings müssen Sie die naturbelassenen Produkte wählen. Verzichten Sie auf Rahmspinat und Gemüse-Zubereitungen, die Soßen oder Ähnliches enthalten; der Kohlenhydratanteil liegt einfach zu hoch.

Auch wenn Sie Ihre Speisen nicht alle selbst zubereiten, macht es Ihnen die Anabole Diät einfach. Fleisch und Wurst können Sie überall erhalten. An der Imbißbude müssen Sie allerdings auf Ketchup und Senf verzichten; auf Frikadellen (Brotklopse!) und panierte Koteletts auch. Hamburger aller Art sind erlaubt, doch Sie müssen das Brötchen entfernen, ebenso wie den Ketchup. Der enthält Kohlenhydrate aus Tomatenmark und zugesetzte Zuckerstoffe. Schmelzkäse, Mayonnaise, Salatblätter, Tomatenscheiben oder Zwiebelringe dürfen mitverzehrt werden. Mein Favorit ist der McDonalds Hamburger Royal TS: Die Ober- und Unterseite des Brötchens lassen sich leicht entfernen; Tomatenscheiben, Käse, Mayonnaise, Salatblätter und Zwiebeln werden mitverzehrt.

Im Restaurant sollten Sie sich für ein Omelett oder ein Steak ohne Soße entscheiden. Auch wenn der Kellner die Fassung verliert: Bestehen Sie statt dessen auf etwas Olivenöl oder Mayonnaise. Durch den Anti-Fett-Wahn der vergangenen Jahre sind kaum noch saftige Steaks mit Fettrand oder -auge zu bekommen. Da können Sie ruhig etwas nachhelfen. Alle panierten Fleischgerichte sind tabu, auch der gebratene Camembert liefert mit seiner Panade zu viele Kohlenhydrate. Bei Salaten im Restaurant sollten Sie auf Blattsalat oder Brokkoli zurückgreifen. Lassen Sie den Salat ohne Dressing servieren, fügen Sie lieber selbst nur Öl hinzu. Essig ist mit Vorsicht zu genießen, so mancher Gewürzessig enthält Zucker. Selbst Käsesoßen sollten Sie kritisch betrachten: Oft wird ein Soßenbinder (Mondamin o.ä.) beigefügt, der reichlich Kohlenhydrate aufweist.

Als Snack zwischendurch eignet sich eine Handvoll Paranüsse sehr gut, Mandeln und Walnüsse sind wegen ihres höheren Kohlenhydratgehalts nur in geringen Mengen zu empfehlen. Eine kleine Dose Sardinen, Makrele, Hering oder Thunfisch in Öl kann ebenfalls als Zwischenmahlzeit dienen. Die in diesen Sorten enthaltenen Fischöle liefern wertvolle Omega-3-Fettsäuren. Allerdings sollten Sie den Verzehr von Dosenfisch nicht übertreiben; die verwendeten Öle sind oft von minderer Qualität, und die Lackbeschichtung auf der Innenwand vieler Fischdosen gilt als krebserregend, wenn Teile davon in den Doseninhalt gelangen.

Angenommen, Sie haben Ihre Kohlenhydratphase (Phase II) auf das Wochenende gelegt. In diesem Fall empfiehlt es sich, am Tag davor ein Ganzkörpertraining durchzuführen. Reduzieren Sie die Gewichte und konzentrieren Sie sich auf mehr Wiederholungen. So können Sie auch die letzten Glycogenreserven in den Muskeln erschöpfen. Sie werden sich vielleicht fragen, warum nach fünf Tagen strengen Kohlenhydratverzichts die Muskeln immer noch Glycogen halten? So paradox es klingen mag, gerade die Ketose verhindert, daß die Glycogenspeicher vollständig geleert werden. Der Körper greift vermehrt auf Ketonkörper zur Energieversorgung zurück und bemüht sich, die letzten Kohlenhydratreserven zu schonen. Mit einem Ganzkörpertraining erreichen Sie, daß das Muskelglycogen so weit wie möglich verbraucht wird. Die bessere Entleerung der Glycogenspeicher führt dann zu einer besseren Wiederaufladung: Ihre Muskeln können mehr Kohlenhydrate einlagern; das läßt sie größer und massiver wirken.

Diesen Trick können Sie sich natürlich bei der kurzfristigen »Verbesserung« schwacher Körperstellen zunutze machen. Wenn Ihnen Ihre Bizepse zu klein erscheinen, dann trainieren Sie sie vor der Kohlenhydrataufladung verstärkt mit vielen Wiederholungen. So zwingen Sie diese Muskeln, mehr Glycogen einzulagern, was sie größer erscheinen läßt. Mit der Kohlenhydrataufladung am Wochenende können Sie quasi »über Nacht« einige Kilogramm Gewicht zulegen; jedes Gramm Muskelglycogen speichert 2,7 Gramm Wasser (trinken Sie also reichlich dabei). Wenn Ihre Definition plötzlich nachläßt, dann haben Sie sich mit Kohlenhydraten entweder überladen, oder Sie haben zuviel Flüssigkeit aufgenommen. Falls Sie in der Phase II sehr schnell »aufschwemmen«, dann sollten Sie erst einmal die Einfachzucker reduzieren und zur Aufladung mehr komplexe Kohlenhydrate einsetzen. Experimentieren Sie mit der Kohlenhydrataufladung; nur so können Sie die für Ihren Körper optimale Entleerungs-/Auflademethode herausfinden.

Trainingspausen sind bei der Anabolen Diät nicht ganz unproblematisch. Ein oder zwei Wochen dürften kein Problem darstellen, da können Sie an den Wochenenden nicht viel Fett zulegen. Doch wenn Sie längere Zeit nicht trainieren, dann sollten Sie die Anabole Diät anpassen, indem Sie auch in Phase II nicht zuviel Kohlenhydrate verzehren. Statt Einfachzucker sollten Sie bevorzugt auf komplexe Kohlenhydrate setzen. Denn wenn Sie nicht trainieren, werden Ihre Glycogenspeicher durch die Ketose in Phase I zwar entladen, doch lange nicht so vollständig, wie bei regelmäßigem Training. Der durch die verstärkte Kohlenhydratzufuhr in Phase II ausgelöste Insulinschub lenkt die Glucose dann nur zu einem kleinen Teil in Ihre Muskeln und verstärkt in die Fettzellen. Bei gleichzeitig hohem Fettverzehr werden Ihre Fettzellen sehr schnell wachsen. Den Fettverlust, den Sie durch die Ketose in Phase I erzielt haben, machen Sie so wieder zunichte. Es kann sogar vorkommen, daß die Fettanlagerung größer ausfällt als der vorhergegangene Fettverlust. Das würde bedeuten, daß Sie trotz der vorangegangenen Tage in Ketose effektiv fetter werden.

Das ist mir so passiert, als ich nach anfänglichen Erfolgen mit der Anabolen Diät für zwei Monate auf das Training verzichten mußte. Da ich die reichlichen Mahlzeiten am Wochenende nicht missen wollte, habe ich weiter samstags und sonntags reichlich Kohlenhydrate zugeführt. Das zuvor verlorene Fett habe ich so sehr schnell wiedergewonnen. Als ich meinen Fehler erkannte, habe ich mich dann 3 volle Wochen lang auf Phase I (strikter Kohlenhydratverzicht) beschränkt, um den ungewollten Zuwachs wieder loszuwerden (was auch sehr gut funktioniert hat). Dabei habe ich zusätzlich dreimal pro Woche trainiert. Erst als ich mit meinem Körperfettanteil zufrieden war, habe ich das alte 5-Tage/2-Tage Schema wieder aufgenommen. Als ich später erkannte, daß ich auf Kohlenhydrate sehr schnell reagiere (es kam mir so vor, als wenn ich nach zwei Kohlenhydrat-Tagen immer etwas Fett gewonnen hätte), reduzierte ich auf einen Kohlenhydrat-Tag, an dem ich mir dann aber reichliche Mahlzeiten erlaubte. Mit dem 6-Tage/1-Tag Schema bin ich bislang sehr gut gefahren.

Was geschieht, wenn Sie die Anabole Diät leid sind? Ich würde Ihnen raten, sie trotzdem beizubehalten. Doch wenn Sie wechseln möchten: Kein Problem. Ihr Körper paßt sich an die veränderte Ernährung an. Je länger Sie aber die Anabole Diät durchgeführt haben, desto länger kann diese Anpassung dauern. Sie werden davon nicht viel bemerken; doch Sie sollten Ihren Körperfettanteil im Auge behalten. Wenn Sie sich lange kohlenhydratarm ernährt haben, fällt Ihre Insulinantwort auf Kohlenhydrate zunächst verstärkt aus. Das bedeutet, daß Sie schon auf geringe Mengen Kohlenhydrate mit einem größeren Insulinausstoß als »normal« reagieren, der natürlich außer einer verstärkten Fettspeicherung auch die anderen negativen Folgen mit sich bringt. Diese erste Anpassungsphase dauert aber höchsten einige Tage. Verstärkten Fetteinlagerungen können Sie mit einer kalorienreduzierten Ernährung entgegenwirken. Vielleicht verzichten Sie auch für die ersten Tage nach der anabolen Diät auf Einfachzucker und führen verstärkt komplexe Kohlenhydrate zu.

Die zweite Phase der Anpassung an eine »normale« Ernährung dauert etwas länger; je nach Typ von einer bis zu vielleicht drei Wochen. Sie wird durch eine verstärkte Aktivität des Enzyms Lipoprotein Lipase gekennzeichnet. Dieses Enzym ist für die Einlagerung von Körperfett verantwortlich. Nach einem Gewichtsverlust steigt die Aktivität der Lipoprotein Lipase; der Grund dafür ist vermutlich in der Entwicklungsgeschichte des Menschen zu suchen. Nach einer Hungerperiode konnten so schnell wieder Fettvorräte angelegt werden. Durch Kohlenhydratverzehr ausgelöste Insulinschübe aktivieren ebenfalls Lipoprotein Lipase und erhöhen die Konzentration dieses Fettspeicherungsenzyms noch weiter. Für den Bodybuilder, der gerade die Anabole Diät hinter sich läßt, bedeutet das eine verstärkte Gefahr, schnell Körperfett zuzulegen. Daher sollten Sie sich während der ersten Wochen nach der Anabolen Diät streng fettarm ernähren (Fett liefert immer noch die meisten Kalorien, die in Fettzellen eingelagert werden können). Zusätzlich sollten die Kalorien reduziert werden, um der hyperaktiven Lipoprotein Lipase die Arbeit zu erschweren. Die Dauer dieser zweiten Anpassungsphase ist individuell verschieden; während der eine fast keine Umstellungsprobleme hat, muß ein zweiter vielleicht drei Wochen Diät halten, bis die Gefahr vorüber ist.

Die Lipoprotein Lipase-Problematik gilt als einer der Hauptkritikpunkte ketogener Diäten (»Wenn Sie damit aufhören, werden Sie schnell noch fetter..«). Tatsächlich ist dieses Problem aber (mehr oder weniger abgeschwächt) am Ende aller Diäten zu beobachten. Wenn man zuvor darüber informiert worden ist, sollte die Rück-Umstellung für einen Ernährungsprofi wie den Bodybuilder kein gravierendes Problem darstellen.

*

»Coffein erhöht die Nutzung freier Fettsäuren zur Energiegewinnung, aber nur bei der Anabolen Diät. Eine kohlenhydratreiche Ernährung macht diese Wirkung von Coffein zunichte.«

Dr. Mauro DiPasquale

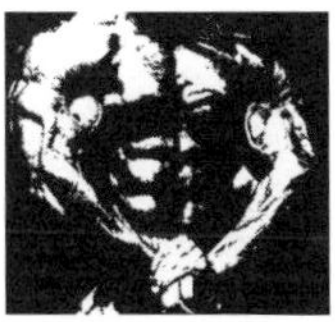

Supplements für die Anabole Diät

von Stephan Korte

Sie haben bestimmt schon oft gehört, wer sich ausgewogen ernährte, brauche keine zusätzlichen Vitamine. Zahlreiche Ärzte, Ernährungsberater und Trainer denken immer noch so. Bodybuilder dagegen wissen bereits seit Jahren, daß die Einnahme von Vitaminen, Mineralstoffen und anderen Mikronährstoffen den Muskelaufbau positiv beeinflußt. Dieses Kapitel zeigt Ihnen, welche Nahrungsergänzungs-Präparate Sie in Verbindung mit der Anabolen Diät einnehmen können.

Multivitamin-Mineralstoff-Präparate

Die Anabole Diät ist, zumindest in Phase I, arm an Früchten und Gemüse. Diese Lebensmittel liefern bei »normaler« Ernährung Vitamine und Spurenelemente. Als Versicherung gegen Nährstoffmängel empfehle ich Ihnen daher ein Multivitamin-Mineralstoff-Präparat, das Vitamine, Mineralstoffe und Spurenelemente in einem ausgewogenen Verhältnis bereitstellt. Ein gutes Multivitamin-Mineralstoff-Präparat bildet die Basis Ihrer Nahrungsergänzungen. Wenn Ihr Geldbeutel monatlich keine großen Ausgaben für Nahrungszusätze ermöglicht, dann sollten Sie Ihr Geld zunächst dafür einsetzen. Qualitativ hochwertige Präparat sind heute einfach zu finden, entweder im Internet oder in einer Apotheke Ihrer Wahl.

Antioxidantien

Antioxidantien bekämpfen sog. »freie Radikale«, unterstützen das Immunsystem und verkürzen deutlich die Regenerationszeit nach anstrengenden Trainingseinheiten. Nehmen Sie neben einem Multivitamin-Mineralstoff-Präparat täglich diese Menge Antioxidantien ein: 1000mg Vitamin C (500mg morgens; 500mg abends), 600 I.E. Vitamin E, 50mg Zink, 15mg Beta Carotin, 100mcg Selen. Hochwertige Produkte bekommen Sie ebenfalls (über eine Apotheke) bei Orthica.

Proteinkonzentrate

Zu einer Unterversorgung mit Protein wird es bei der Anabolen Diät nicht kommen. Eier, Fleisch, Fisch, Nüsse und Käse enthalten ausreichend hochwertiges Eiweiß. Trotzdem kann der Einsatz eines Proteinkonzentrats sehr praktisch sein - nämlich dann, wenn Sie einmal keine Zeit für eine komplette Mahlzeit haben. Ein Drink aus 250ml Wasser, 3EL Proteinpulver und 3EL Olivenöl ist schnell zubereitet und liefert hochwertiges Eiweiß, Fettsäuren und zusätzliche Kalorien.

Achten Sie beim Kauf eines Proteinkonzentrates unbedingt auf die Nährstoffverteilung. Für die Anabole Diät eignet sich nur ein Produkt mit einem sehr niedrigen Kohlenhydratanteil (nicht mehr als 2g pro 100g Pulver).

Vanadyl-Sulfat

Vanadyl-Sulfat übt insulinähnliche Wirkungen aus. Ziel der Anabolen Diät ist es aber, die Insulinproduktion (zumindest in Phase I) drastisch zu reduzieren. Aus diesem Grund sollte Vanadyl-Sulfat in Phase I nicht eingenommen werden. In Phase II empfiehlt sich die Anwendung durchaus, da Vanadyl-Sulfat die Wirkung von Insulin noch verstärkt und die Aufladung der Muskelzellen verbessert. Nehmen Sie in Phase II, je nach Körpergewicht, täglich 30–50mg Vanadyl-Sulfat ein.

Chrom

Das Spurenelement Chrom ist von besonderer Bedeutung für den Fettabbau. Durch einen Mangel an Chrom werden die Insulin-Rezeptoren Ihrer Zellen resistent gegen die Insulinwirkung. So ist der Körper gezwungen, zur Verstoffwechselung von Kohlenhydraten vermehrt Insulin auszustoßen, was nach einiger Zeit zu chronisch erhöhten Innsulinspiegeln (Hyperinsulinämie) führt. Dabei kommt es auch zu einer verstärkten Fettspeicherung und allen anderen Problemen eines hohen Insulinspiegels. Chrommangel kann darüber hinaus auch für den Heißhunger auf Süßigkeiten verantwortlich sein. In Phase I verzichten Sie auf Getreideprodukte, die Hauptquelle für Chrom in der Nahrung. Ergänzen Sie Ihre Anabole Diät daher täglich mit 200–400mcg Chrom (als Chrompicolinat oder Chromnicotinat).

Kalium

In der Umstellungsphase der Anabolen Diät fällt Ihr Insulinspiegel bereits nach einigen Tagen stark ab. Diese Stoffwechselveränderung regt die Nieren dazu an, verstärkt Flüssigkeit auszuscheiden. Mit dem Verlust an Wasser und Salzen verlieren Sie zusätzlich große Mengen Kalium. Während des Trainings scheiden Sie über den Schweiß zusätzlich Kalium aus. Im Extremfall kann es zu einem Kaliummangel und den damit einhergehenden Begleiterscheinungen wie Muskelkrämpfe, Schwächegefühl und Abgespanntheit kommen. Wählen Sie daher in Phase I verstärkt kohlenhydratarme Kaliumspender wie Pilze und Gemüse und versuchen Sie, in Phase II ebenfalls kaliumreiche Früchte (z.B. Bananen und Äpfel) in den Speiseplan einzubauen. Um einen Kaliummangel sicher auszuschließen, ergänzen Sie die Zufuhr über die Nahrung mit täglich 90mg Kalium (als Chelat, Citrat oder Chlorid).

Omega-3-Fettsäuren

Die Omega-3-Fettsäuren EPA (Eicosapentaenoic Acid) und DHA (Docosahexaenoic Acid) üben zahlreiche positive Funktionen im Organismus aus: verbesserte Lipolyse mit beschleunigtem Fettabbau, Senkung des Cholesterinspiegels und Schutz vor Herzkrankheiten (Atherosklerose). Da Sie mit der Nahrung nicht immer ausreichend Omega-3-Fettsäuren aufnehmen, empfiehlt sich die tägliche Zufuhr von 1500–2000mg in Form eines Nahrungsergänzungs-Präparats. Fischöl-Kapseln erhalten Sie im Supermarkt, im Reformhaus oder in der Drogerie.

Creatin-Monohydrat

Ich habe herausgefunden, daß Creatin-Monohydrat auch in Abwesenheit von Insulin hervorragend wirkt. Bei der Anabolen Diät hat sich folgendes Einnahmeschema bewährt: Phase I – täglich 10g Creatin-Monohydrat (aufgeteilt in 2 Portionen à 5g); Phase II täglich 30g Creatin-Monohydrat (aufgeteilt in 3 Portionen à 10g, Einnahme jeweils mit 0,3 Liter rotem Traubensaft).

Ballaststoffe

In Phase I kann es aufgrund des Verzichts auf kohlenhydratreiche Nahrungsmittel zu einer Unterversorgung mit Ballaststoffen kommen. Sie bekommen Probleme mit dem Stuhlgang, sprich Verstopfung. Dem können Sie vorbeugen, wenn Sie dreimal täglich einen Eßlöffel geschrotete Leinsamen einnehmen (erhältlich in jedem Supermarkt; auf den Kohlenhydratanteil achten). Ich gebe die Leinsamen in ein Glas warmen Tee und lasse sie 15 Minuten aufweichen, bevor ich sie trinke.

Vorsicht bei MCTs

Ziel der Anabolen Diät ist es, den Körper auf Ketose und Fettverbrennung umzustellen. Ein Vorgang, bei dem körpereigene Fettreserven (langkettige Triglyzeride) als Energiequelle genutzt werden. Die Zufuhr von MCTs (mittelkettigen Triglyzeriden) unterbindet diesen Umstellungsprozeß. Der Körper nutzt die mittelkettigen Triglyzeride ähnlich wie Kohlenhydrate zuerst und läßt die langkettigen Fettsäuren unangetastet. Verzichten Sie also auf MCTs während der Anabolen Diät.

*

»Mein Körper funktioniert am besten mit Fett.
Ich werde schwach und verliere Gewicht,
wenn ich länger auf Fett verzichte.«

Alq Gurley

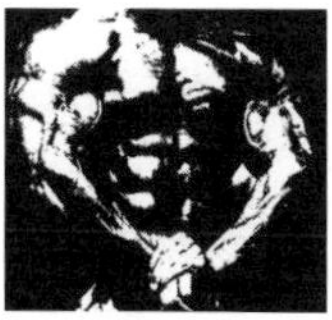

Fragen & Antworten

von Stephan Korte & Klaus Arndt

Hat Sahne auch Kohlenhydrate?
Leider ja. Solange Sie nicht auf kohlenhydratfreie Sahne zurückgreifen können (sugar free whipped cream; gibt es in den USA), sollten Sie Sahne so einschätzen: Sahne ist, ebenso wie Joghurt oder Käse, ein Milchprodukt. Milch enthält in der Regel 87% Wasser, 4% Fett, 3% Protein und 5% Kohlenhydrate. Bei Kondensmilch ist der Wasseranteil stark reduziert, also enthält sie noch mehr Kohlenhydrate. Schlagsahne und saure Sahne sollten daher immer wie Milch betrachtet werden, als Lebensmittel für Phase II. Butter dagegen ist in Ordnung; zwar enthält sie fast ausschließlich gesättigte Fettsäuren, aber der Kohlenhydratanteil ist vernachlässigbar gering.

Reagieren alle Menschen gleich auf Kohlenhydratentzug?
Ein Bekannter hat in der High School mit der Atkins-Diät 25 Kilo abgenommen. Als Bodybuilder stellte er später fest, daß eine kohlenhydratreduzierte Ernährung mehr Muskeln aufbaut und mehr Fett verbrennt, als die übliche fettarme. Daher wechselte er zur kohlenhydratarmen Diät, fühlte sich aber schrecklich dabei, denn er hatte ständig einen Heißhunger auf Kohlenhydrate. Ich glaube,

daß es zwei Gründe dafür gibt: Manche Personen benötigen mehr Zeit, um sich auf die Fettverbrennung umzustellen. Bei den meisten Personen, die ich kenne, dauerte die Umstellung drei Tage. Es gibt jedoch Fälle, in denen sie sechs Tage und länger in Anspruch nahm. Der zweite Grund für die negativen Begleiterscheinungen der Umstellung mag sein, daß die Zufuhr von Kohlenhydraten nicht streng genug reduziert wurde. In diesem Fall wird der Körper gar nicht erst veranlaßt, auf Fettverbrennung umzustellen, leidet aber unter dem Mangel an Kohlenhydraten. Zur Fettreduzierung müssen Sie zunächst in die Ketose gelangen. Ist dieser Zustand erreicht, nutzt der Körper bereits sehr effektiv Fettsäuren zur Energieversorgung. Wenn Sie einen Heißhunger auf Kohlenhydrate entwickeln, befinden Sie sich höchstwahrscheinlich (noch) nicht in Ketose. Nachdem Sie in die Ketose eingetreten sind, können Sie auf Kohlenhydrate gut verzichten.

Ich habe versucht, mich kohlenhydratarm zu ernähren, fand es aber recht eintönig. Wie kann man eine ketogene Diät interessanter gestalten?
Sicher muß man erst lernen, schmackhafte Gerichte zu erstellen. Wenn Sie es gewohnt sind, im Supermarkt Dosen oder Fertiggerichte einzukaufen, wird Ihnen die Umstellung auf kohlenhydratarme Kost nicht so leicht fallen. Meine Grundnahrungsmittel sind Fleisch, Käse und Eier. Diese Lebensmittel gibt es aber nicht in einer Vielzahl von Fertigmenues, wie es bei kohlenhydratreichen Nahrungsmittel der Fall ist. Nehmen Sie zum Beispiel Hühnerfleisch. Hühnerfleisch schmeckt nicht besser, wenn es mit Brotkrumen paniert ist, als wenn es mit einer selbstbereiteten Käsecreme-Soße serviert wird. Das panierte Hähnchenschnitzel kann schon fertig im Supermarkt gekauft werden, während das kohlenhydratreduzierte Gericht erst zubereitet werden muß. Statt auf Fertiggerichte zurückzugreifen, sollten Sie es Ihren Großeltern nachma-

chen und die Mahlzeiten aus Grundnahrungsmitteln selbst zubereiten.

Ist Ketose nicht gefährlich für die Nieren?
Ketose als Folge von Diabetes ist gefährlich. Wenn Sie Diabetiker sind, dann müssen Sie vor Aufnahme der Anabolen Diät unbedingt Ihren Arzt konsultieren. Gesunde Personen müssen die ketogene Diät nicht fürchten. Ich persönlich habe keine gesundheitliche Probleme damit gehabt und habe dergleichen auch von niemandem sonst gehört.

Ist so viel Fett nicht ungesund?
Die Sachbuchautoren sind sich da einig: Atkins sagt nein. DiPasquale sagt nein. Die Hellers meinen, ja, aber nur, wenn zuviel gesättigte Fettsäuren verzehrt werden. Duchaine und Sears sind der gleichen Ansicht: einfach oder mehrfach ungesättigte Fettsäuren sind vorzuziehen. Versuchen Sie also, nicht die gesamte Fettzufuhr mit Fleisch, Butter und Eiern zu bestreiten, sondern nehmen Sie täglich mindestens 3 Eßlöffel kaltgepreßte Öle (Lein-, Walnuß-, Oliven- oder Distelöl) zu sich.

Was kann ich außer Eiern noch zum Frühstück essen?
In Fett angebratener Tofu ist auch nicht übel. Mein Rezept: Tofu in Sojaöl braten, mit Ingwerpulver bestreuen und mit Thai-Currypaste servieren. Sie können auch das Frühstück auslassen, das Mittagessen vorziehen und als Ausgleich für das entgangene Frühstück eine kleinere Mahlzeit am späten Nachmittag verzehren. Eine weitere Möglichkeit wäre, für das Frühstück Gemüse zu wählen und später ein umfangreiches Mittagessen einzunehmen. Warum soll man morgens unbedingt ein Frühstück im üblichen Sinne auftischen?

Wie kann ich die Umstellungsphase einfacher gestalten?
Für Frauen gilt: Starten Sie diese Diät nicht während Ihrer Periode, sondern immer vor der Ovulation. Die Insulinproduktion scheint vor der Menstruation höher auszufallen, was zu drastischen Schwankungen des Blutzuckerspiegels führen kann. Mit Medikamenten, auch rezeptfreien, sollten Sie vorsichtig umgehen. Es gibt zwar nur wenige Hinweise zu diesem Thema, aber Aspirin oder Hustensaft sollen die Insulinproduktion anregen (nach Netzer: Carbohydrate Gram Counter).

Essen Sie in der ersten Woche der Umstellung viel Gemüse und Fett. Gemüse liefert reichlich Ballaststoffe, was Ihnen ein »volleres« Gefühl gibt und hilft, den Blutzuckerspiegel konstant zu halten. Der hohe Fettanteil in der Nahrung sorgt für ein gutes Sättigungsgefühl. Erlauben Sie sich auch ruhig etwas mehr Kalorien; essen Sie, wann immer Sie Hunger verspüren.

Manche Menschen bekommen in der Umstellungsphase ein Problem mit dem Blutdruck. Da Insulin den Blutdruck erhöht und die Nieren zur Flüssigkeitsspeicherung anhält (was den Blutdruck weiter steigen läßt), kommt es bei fallendem Insulinspiegel zunächst zu einem Blutdruckabfall. Vor allem erhöhte Werte fallen auf das normale Maß zurück, was Ihrem Körper aber nicht schadet; das Gegenteil ist der Fall. Wenn Sie in der Umstellungsphase mit Blutdruckschwankungen zu kämpfen haben, schonen Sie sich und vermeiden Sie unnötige Belastungen, bis Ihr Körper sich an einen normalen Blutdruck gewöhnt hat.

Funktioniert die Anabole Diät auch mit Steroiden?
Ja. Sie werden auch bessere Resultate erzielen, als mit Steroiden allein. Trotzdem kann die Einnahme von anabolen Steroiden nicht guten Gewissens empfohlen werden. Geben Sie der Anabolen Diät eine Chance. Viele Bodybuilder haben bereits eingesehen, daß

sie eine gute Alternative zu Steroiden darstellt und verzichten jetzt auf Hormonpräparate. Genau aus diesem Grunde wurde die Anabole Diät ja ursprünglich entwickelt.

Wenn die Anabole Diät wirklich so gut ist, warum ist dann nicht schon eher jemand darauf gekommen?

Gute Frage. Tatsächlich erschienen schon gegen Ende des 19. Jahrhunderts erste Publikationen zur ketogenen Ernährung. Ohne den genauen Wirkmechanismus zu kennen, hatten die Autoren schon damals die Vorteile einer Ernährung mit viel Fett für die Gesundheit erkannt. Als moderner Pionier gilt Dr. Robert Atkins, der die ketogene Diät in den siebziger Jahren erneut populär gemacht hat. Die Anabole Diät stellt eine Weiterentwicklung der Atkins-Diät dar, sie wurde für Kraftsportler optimiert.

Außerdem müssen Sie berücksichtigen, daß Fett jahrelang als »Sündenbock« der Medizin und der Nahrungsmittelindustrie herhalten mußte. Noch immer gibt es bei großen Teilen der Bevölkerung starke Vorbehalte, ja beinahe eine Hysterie gegenüber einem hohen Fettverzehr.

Die Lebensmittelproduzenten, ebenso wie die Firmen, die Sporternährung herstellen, betrachten die Anabole Diät nicht wohlwollend. Wer seinen Eiweißbedarf problemlos über Lebensmittel decken kann, Kohlenhydrate weitgehend meidet und aufgrund der hohen Kaloriendichte der Anabolen Diät sehr schnell an Muskelmasse zulegt, der hat wohl kaum noch Bedarf an Proteinpulver, Kohlenhydratkonzentraten oder Weight Gain-Produkten. In diesem Zusammenhang ist wohl auch ein in der US-Muscle & Fitness vom September 1997 veröffentlichter Artikel zu sehen, in dem die Bedeutung von Kohlenhydraten im Sport herausgestellt und die Anabole Diät nicht gerade positiv bewertet wurde. Bei genauem Hinsehen findet sich am Ende des Artikels der Hinweis, daß besagter Artikel von Wissenschaftlern des Gatorade-Instituts stammt. Gatorade ist einer der größten Produzenten von kohlenhydrathaltigen Sportdrinks in den USA.

Muß ich bei der Anabolen Diät unbedingt trainieren?
Für einen aktiven Bodybuilder sollte sich diese Frage eigentlich nicht stellen. Doch wenn Sie die Anabole Diät mit Ihrem Ehepartner oder Freund(in) zusammen durchführen, sollten Sie bedenken, daß ein Trainingsprogramm nicht nur zu dieser, sondern auch zu jeder anderen Diät gehört. Statt lediglich die Ernährung umzustellen, sollten sie besser versuchen, Diät und sportliche Betätigung zu kombinieren. Einer der größten Vorteile dieser Diät ist der schnelle Aufbau von Muskeln. Mehr Muskelmasse erhöht den Grundumsatz, d.h. die Anzahl Kalorien, die der Körper in Ruhe verbraucht. Sportliches Training jeder Art verstärkt diesen Effekt und steigert die Verwertung von freien Fettsäuren. So wird ein Fettansatz zuverlässig bekämpft. Sie werden schneller Gewicht verlieren und besser aussehen, wenn Sie die Anabole Diät mit einem Trainingsprogramm kombinieren.

Wie lange kann ich die Anabole Diät durchführen?
Solange Sie wollen. Für stark Übergewichtige ist sie mit Abstand die beste Ernährungsform. Für Sportler aller Disziplinen ebenfalls.

*

»Anscheinend brauche ich eine Menge Fett.
Meine Ernährung ist protein- und fettreich und arm an Kohlenhydraten – und zwar das ganze Jahr über.«

Edgar Fletcher